欧洲血站审核培训手册

（第1.0.1版）

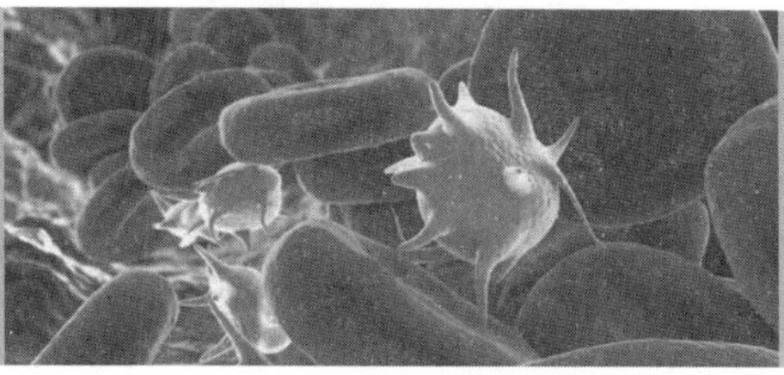

欧洲血液审核体系（EuBIS）项目组成员　著
北京市红十字血液中心 等　译

中国标准出版社
北　京

图书在版编目（CIP）数据

欧洲血站审核培训手册／欧洲血液审核体系（EuBIS）项目组成员著；北京市红十字血液中心等译．—北京：中国标准出版社，2022．6

书名原文：Common European Standards and Criteria for the Inspection of Blood Establishments Audit/Inspection—Training Guide

ISBN 978－7－5066－9806－1

Ⅰ．①欧…　Ⅱ．①欧…　②北…　Ⅲ．①输血站—质量管理体系—欧洲—手册　Ⅳ．①R457．1－62

中国版本图书馆 CIP 数据核字（2021）第 070868 号

北京市版权局著作权合同登记号：图字 01-2021-1493

中国标准出版社　出版发行

北京市朝阳区和平里西街甲 2 号（100029）

北京市西城区三里河北街 16 号（100045）

网址：www. spc. net. cn

总编室：（010）68533533　发行中心：（010）51780238

读者服务部：（010）68523946

中国标准出版社秦皇岛印刷厂印刷

各地新华书店经销

*

开本 787×1092　1/16　印张 8　字数 125 千字

2022 年 6 月第一版　2022 年 6 月第一次印刷

*

定价　70. 00　元

出版声明

本手册由欧洲血液审核体系（European Blood Inspection System, EuBIS）项目组成员撰写，由欧盟委员会（European Commission）、卫生和消费者保护总局（Health and Consumer Protection Directorate General）、公共卫生和风险评估理事会（Public Health and Risk Assessment Directorate）共同资助，欧盟委员会卫生与食品安全总司（DG Sante）资助协议编号 No. 2006202（2003—2008 年）。

根据欧盟委员会对血液立法的要求，本手册为血站审核的共同标准和准则提供了宝贵的信息和指导。

有关本手册的更多信息，包括更新版本、项目组成员组织的国家培训课程或专题研讨会，可从 EuBIS 项目的网站（www. eubis-europe. eu）获取。

EuBIS
European Blood Inspection System
Co-funded by the EC - GA No. 2006202

EuBIS 项目由欧洲血液联盟（European Blood Alliance, EBA）支持。
第二次重印为第 1. 0. 1 版，此版本在 2016 年 10 月更新了互认标准。

免责声明

本手册的内容并不完全代表欧盟委员会的观点。委员会或代表委员会行事的个人均不对本手册的任何用途负责。

编辑和项目参与者对本手册信息的使用不承担任何责任。

翻译委员会

主　译	
邱艳（Qiu Yan）	北京市红十字血液中心（Beijing Red Cross Blood Center）
傅强（Fu Qiang）	南京红十字血液中心（Nanjing Red Cross Blood Center）
徐华（Xu Hua）	陕西省血液中心（Shaanxi Blood Center）
主　审	
刘江（Liu Jiang）	北京市红十字血液中心（Beijing Red Cross Blood Center）
陆小军（Lu Xiaojun）	南京红十字血液中心（Nanjing Red Cross Blood Center）
任爱民（Ren Aimin）	北京市红十字血液中心（Beijing Red Cross Blood Center）
张丹（Zhang Dan）	北京市红十字血液中心（Beijing Red Cross Blood Center）
译　者（按姓氏笔画排序）	
王芳（Wang Fang）	江西省血液中心（Jiangxi Province Blood Center）
古晓鸽（Gu Xiaoge）	河南省红十字血液中心（Henan Red Cross Blood Center）
叶盛（Ye Sheng）	南京红十字血液中心（Nanjing Red Cross Blood Center）
丛昕（Cong Xin）	内蒙古自治区血液中心（Inner Mongolia Blood Center）
毕岐勇（Bi Qiyong）	北京市红十字血液中心（Beijing Red Cross Blood Center）
任爱民（Ren Aimin）	北京市红十字血液中心（Beijing Red Cross Blood Center）
庄云龙 （Zhuang Yunlong）	山东省血液中心（Blood Center of Shandong Province）
刘江（Liu Jiang）	北京市红十字血液中心（Beijing Red Cross Blood Center）
刘铮（Liu Zheng）	河南省红十字血液中心（Henan Red Cross Blood Center）
刘志远（Liu Zhiyuan）	北京市红十字血液中心（Beijing Red Cross Blood Center）
李涛（Li Tao）	长沙血液中心（Changsha Blood Center）
步晓筠（Bu Xiaoyun）	宁夏血液中心（Ningxia Blood Center）
吴红（Wu Hong）	江西省血液中心（Jiangxi Province Blood Center）
邱艳（Qiu Yan）	北京市红十字血液中心（Beijing Red Cross Blood Center）
何成涛（He Chengtao）	南京红十字血液中心（Nanjing Red Cross Blood Center）
邹彬彬（Zou Binbin）	长沙血液中心（Changsha Blood Center）
张丹（Zhang Dan）	北京市红十字血液中心（Beijing Red Cross Blood Center）
陆小军（Lu Xiaojun）	南京红十字血液中心（Nanjing Red Cross Blood Center）

译　者（按姓氏笔画排序）	
陈冬梅 （Chen Dongmei）	北京市红十字血液中心（Beijing Red Cross Blood Center）
陈富强 （Chen Fuqiang）	山东省血液中心（Blood Center of Shandong Province）
罗佳（Luo Jia）	长沙血液中心（Changsha Blood Center）
赵文超 （Zhao Wenchao）	内蒙古自治区血液中心（Inner Mongolia Blood Center）
贾延军（Jia Yanjun）	北京市红十字血液中心（Beijing Red Cross Blood Center）
徐华（Xu Hua）	陕西省血液中心（Shaanxi Blood Center）
高敏（Gao Min）	内蒙古自治区血液中心（Inner Mongolia Blood Center）
郭成城 （Guo Chengcheng）	北京市红十字血液中心（Beijing Red Cross Blood Center）
黄宏亮 （Huang Hongliang）	盐城市中心血站（Yancheng Center Blood Bank）
黄禄君 （Huang Lujun）	北京市红十字血液中心（Beijing Red Cross Blood Center）
傅强（Fu Qiang）	南京红十字血液中心（Nanjing Red Cross Blood Center）
谢毓滨（Xie Yubin）	长沙血液中心（Changsha Blood Center）
廉雪（Lian Xue）	北京市红十字血液中心（Beijing Red Cross Blood Center）
戴宇东（Dai Yudong）	南京红十字血液中心（Nanjing Red Cross Blood Center）

编辑：Erhard Seifried 和 Christian Seidl（法兰克福大学附属医院 Baden-Württemberg-Hessen 红十字会献血服务中心）

由项目组成员和合作伙伴共同编辑

项目协调员

Erhard Seifried

Christian Seidl

工作组负责人

Jan Peter Jansen van Galen

Mark Nightingale

Christian Seidl

Leslie Sobaga

咨询委员会成员

Patrick Costello

Frances Delaney

Angus Macmillan Douglas

Margarethe Heiden

Wiebke Siegel

Jeroen de Wit

手册起草组成员

Alex Aquilina

Frances Delaney

Jan Peter Jansen van Galen

Helga Marie Huber

Margarethe Heiden

Mark Nightingale

Christian Seidl

Wiebke Siegel

Leslie Sobaga

项目组成员及合作伙伴

AFSSAPS–France	法国健康产品卫生安全局 [Agence française de sécurité sanitaire des produits de santé (France)]
BSDBH–Germany (项目协调员)	德国红十字会献血服务中心 [Deutsches Rotes Kreuz Blutspendedienst, Baden–Württemberg, Hessen (German Red Cross Blood Donation Service)]
BTS–Iceland	冰岛国立大学医院血库 [Blóðbankinn, Landspítali (The Blood Bank, Landspítali University Hospital)]
CNS, ISS–Italy	意大利国家血液中心，意大利高级卫生研究所 (Centro Nazionale Sangue, Istituto Superiore di Sanita)
DHCSS–Malta	马耳他卫生保健服务标准理事会 (Directorate of Health Care Services Standards, Government of Malta)
EBS–Estonia	北爱沙尼亚地区医院血液中心 [Põhja–Eesti Reginaalhaigla Verekeskus (North–Estonian Regional Hospital Blood Centre)]
EFS–France	法国国家血液中心 [Etablissement Français du Sang (French Blood Establishment)]
FMP–Romania	罗马尼亚维克多贝贝斯医药大学 [Universitatea de Medicina si Farmacie "Victor Babes" Timisoara (University of Medicine and Pharmacy "Victor Babes" Timisoara)]
FOK–Czech Republic	捷克共和国俄斯特拉发教学医院（血液中心） [Fakultni nemocnici Ostrava Krevni centrum (Blood Center)]
HBRK–Belgium	比利时红十字会 [Het Belgische Rode Kruis (Belgian Red Cross)]
HNBT–Hungary	匈牙利国家血液中心 [Országos Vérellátó Szolgálat (Hungarian National Blood Transfusion Service)]
IBT–Malta	马耳他国家血液中心 [Centru Nazzjonali ta't – Trafuzjoni tad – Demm (National Blood Transfusion Service)]
IBTS–Ireland	爱尔兰国家血液中心 (Irish Blood Transfusion Service)
IHT–Poland	波兰血液和输血研究所 [Instytut Hematologii I Transfuzjologii (Institute of Haematology and Blood Transfusion)]

IMB–Ireland	爱尔兰药品管理局血液和组织部 (Irish Medicines Board–Blood & Tissue Section)
JAZM–Slovenia	斯洛文尼亚药品和医疗器械管理局 [Javna agencija RS za zdravila in medicinske pripomočke (Agency for Medicinal Products and Medical Devices)]
MSC–Spain	西班牙公共卫生输血部 [DG Salud Pública. Ministerio de Sanidad y Consumo (Madrid) represented by Centro Vasco de Transfusion (San Sebastian)]
MSP–Romania	罗马尼亚卫生部 [Ministerul Sanatatii Publice (Ministry of Public Health)]
MOH–Cyprus	塞浦路斯共和国卫生部医疗和公共卫生服务中心 [Υπουργείο Υγείας της Κυπριακής Δημοκρατίας–Ιατρικές Υπηρεσίες κσι Υπηρεσίες Δημόσιας Υγείας (Ministry of Health of the Republic of Cyprus–Medical and Public Health Services)]
NHS–BT–United Kingdom	英国及威尔士国家血液与移植服务中心 [National Blood Authority, National Health Service Blood and Transplant (England and North Wales)]
NBT–Bulgaria	保加利亚国家血液和输血中心 [НАЦИОНАЛЕНЦЕНТЪР ПО ХЕМАТОЛОГИЯИ ТРАНСФУЗИОЛОГИЯ (National Centre of Hematology and Transfusiology)]
PEI–Germany	德国联邦血液与疫苗管理局（联邦政府研究所） [Paul–Ehrlich–Institut (Federal Government Institution)]
RPDA–Germany	德国达姆施塔特行政区（州政府研究所） [Regierungspräsidium Darmstadt (State Governmental Institution)]
SAM–Estonia	爱沙尼亚国家药品局生物制剂部 (State Agency of Medicines, Department of Biologicals)
Sanquin–The Netherlands	荷兰皇家血液供应基金会 [Stiching Sanquin Bloedvoorziening (Sanquin Blood Supply Foundation)]
SUKL–Czech Republic	捷克共和国国家药物控制研究所 [Vedoucí oddělení klinických praxí a dohledu nad zpracováním biologických materiál ů. Státní ústav pro kontrolu léčiv (State Institute for Drug Control)]
TILAK–Austria	奥地利大学医学院输血与免疫研究所 (Zentralinstitut für Bluttransfusion und Immunologische Abteilung, Universitätsklinikum)
ZRS–Slovenia	斯洛文尼亚血液中心 Zavod Republike Slovenije za transfuzijsko medicino (Blood Transfusion Centre of Slovenia)

工作合作伙伴

CoE-EDQM	欧洲理事会输血和器官移植行动组，欧洲药品和卫生保健质量理事会，法国斯特拉斯堡 [Council of Europe – Blood Transfusion & Organ Transplantation activities, European Directorate for the Quality of Medicines and Health Care (EDQM-CD-P-TS), Strasbourg, France]
EBA	欧洲血液联盟（行政办公室在荷兰阿姆斯特丹） [European Blood Alliance (Executive office in Amsterdam), The Netherlands]
JACIE	JACIE 认证办公室欧洲血液和骨髓移植组织（EBMT）秘书处，西班牙 (JACIE Accreditation Office-EBMT Secretariat, Spain)
KMF	彼得堡对话发起者（德国和俄罗斯） [Koch-Metschnikow Forum (KMF), MєЧНИКОВ-КОХ-ФОРУМ (МКФ). an Initiative of the Petersburg Dialogue (Germany and Russia)]
WHO	世界卫生组织欧洲办公室（丹麦哥本哈根） [World Health Organisation (WHO) Regional Office for Europe (Copenhagen), Denmark]
DOMAINE Project	欧洲献血者管理项目，荷兰奈梅亨和阿姆斯特丹 (DOMAINE Project, Nijmegen and Amsterdam, The Netherlands)
EUSTITE Project	欧盟组织库审核标准和培训（EUSTITE）项目，意大利 (EUSTITE-Project, Italy)
Optimal Blood Use Project	欧盟合理用血项目，英国 (EU Optimal Use of Blood Project, United Kingdom)

参与审核的合作伙伴

AFSSAPS-France	法国健康产品卫生安全局 [Agence française de sécurité sanitaire des produits de santé (France)]
AGG-Belgium	比利时联邦药品和健康产品局 [Federal Agentschap voor Geneesmiddelen en Gezondheidsproducten (Belgium)]
ASST-Portugal	葡萄牙血液和移植服务管理局 [Autoridade para os Serviços de Sangue e da Transplantação (Portugal)]
BDA-Bulgaria	保加利亚药品管理局 [Bulgarian Drug Agency (Bulgaria)]
DMA-Denmark	丹麦药品管理局 [Danish Medicines Agency (Denmark)]
ITM-Rep. Macedonia	北马其顿输血医学研究所 [Institute of Transfusion Medicine (Republic of Macedonia)]
MoH-Latvia	拉脱维亚卫生部国家卫生统计和医疗技术局 [Ministry of Health, Health Statistics and Medical Technologies State Agency (Latvia)]
MoH-Liechtenstein	列支敦士登卫生部 [Amt für Gesundheit (Health Ministry) (Liechtenstein)]
SIDC-Slovakia	斯洛伐克伯拉第斯拉瓦国家药物控制研究所 (SIDC) [State Institute for Drug Control (SIDC), Bratislava (Slovakia)]
Socialstyrelsen-Sweden	瑞典国家卫生和福利委员会 [The National Board of Health and Welfare, Socialstyrelsen (Sweden)]
Swissmedic-Switzerland	瑞士伯尔尼医疗产品管理局 [Swiss Agency for Therapeutic Products (Swissmedic), Bern (Switzerland)]
Uni-Graz-Austria	奥地利医学院血液和输血医学部 [Universitätsklinik für Blutgruppenserologie und Transfusionsmedizin (Austria)]

缩略语

CAPA	纠正预防措施（Corrective and Preventive Actions）	ICH	国际人用药品注册技术协调会（International Conference on Harmonisation of Technical Requirements for Registration of Pharmaceuticals for Human Use）
CoE	欧洲理事会（Council of Europe）	ISO	国际标准化组织（International Standards Organisation）
EDQM	欧洲药品质量管理局（European Directorate for the Quality of Medicines and Health Care of the Council of Europe）	PIC/S	国际药品认证合作组织（Pharmaceutical Inspection Convention/Pharmaceutical Inspection Co-operation Scheme）
EMEA	欧洲药品管理局（European Medicines Agency）	SAE	严重不良事件（Serious Adverse Event）
EQSTB	欧洲组织库质量体系（European Quality System for Tissue Banking）	SMF	现行质量体系文件（Site Master File）
EU	欧盟（European Union）	SOP	标准操作规程（Standard Operating Procedure）
EuBIS	欧洲血液审核体系（European Blood Inspection System）	SPC	统计过程控制（Statistical Process Control）
GMP	生产质量管理规范（Good Manufacturing Practice）	WG	工作组（Working Group）

译者序

欧洲血液审核体系（European Blood Inspection System，EuBIS）项目组为推动欧盟成员国血站质量审核互认，保证欧洲血站遵从欧盟的法规指令，编制了《欧洲血站审核的共同标准和准则》作为审核指南（以下简称 EuBIS 指南）。本手册是对该指南的补充，是对血站审核员的培训手册。

本手册作为审核实施的指导性材料，主要内容有：（1）手册编制的主要目的和适用范围；（2）手册的使用说明；（3）以“格式化”审核清单的形式，列出了审核所采纳的标准、被审核的采供血活动和过程，以及子过程中的审核关键点、审核互认标准、审核标准说明和示例性证据。审核内容涵盖血站的注册要求、人员及组织结构、场所、设备及物料、采供血业务、审核及持续改进、不良事件管理等全流程要素，以确保质量审核的依据与实施标准的统一性，确保血站管理者在内部审核与主管部门的执业审核中拥有并执行统一的认知和标准；（4）附录包括血站内部审核流程筹备文件以及本手册所涉及的互认文件、其他参考资料及相关出版物、术语表、项目参与者及合作单位、相关或观察机构和参与者。本手册简明扼要地介绍了依据 EuBIS 指南进行质量审核的要素。即使是从未接触过欧盟血液质量管理体系的人员，也能依据本手册开展 EuBIS 的审核。

我国 2006 年出台的《血站质量管理规范》中明确规定，我国采供血机构应建立和实施内部质量审核程序，内部质量审核应覆盖采供血及相关服务的所有过程和部门。内部质量审核作为采供血机构质量管理体系运行的重要过程，不仅是执业验收、第二方或第三方审核前的自我评价方法，同时更是采供血机构质量管理体系的一个自我完善机制。但是，我国各省、自治区、直辖市卫生主管部门对区域内的采供血机构进行技术审查和执业验收等工作时所采纳的验收评审细则不尽相同；有些省、自治区、直辖市还发布了地方法规或标准，如《江苏省献血条例》等。基于以上这些原因，我国采供血机构内部审核工作没有形成统一的审核标准。另外，由于受审核员是被审核方的内部成员等特点的影响，内部审核存在不能保证独立性、公正性和无利益冲突等风险。

为此，2014 年起，江苏省采供血系统探索了“联合内审”的工作模式，成立联合内审秘书处，制定统一的审核表，对审核员统一培训，形成联合内审员库。由不同单位的内审员一起组成内审组，对质量管理体系及运行情况开展血站内部质量审核活动。2020 年 12 月，长三角地区采供血机构签署《长三角区域血液管理协同发展合作协议》，借鉴了江苏省联合内审活动经验，编制统一联合内审表，启动长三角地区采供血机构联合内审工作。长三角地区采供血机构联合内审工作与 EuBIS 项目组统一审核标准的理念一致，即让其他机构参与内部质量审核，保证审核准则的统一性、独立性和公正性。因此，本手册为我国采供血机构制定联合内审条款、审核表等工作提供了借鉴。

在北京市红十字血液中心的支持和中国输血协会管理工作委员会各成员单位的积极参与下，本手册历经三年，几易其稿，最终完成。译者在翻译研讨过程中，理解学习欧洲的血液质量管理经验，思考我国血站质量管理体系的发展。在翻译过程中遇到了新型冠状病毒肺炎疫情，参加翻译的各位同仁面临疫情的严重挑战，在各参与单位领导的重视和组织下，克服了本职工作的繁忙，以严谨务实的态度，查阅了大量的国际资料，对因体制机制和执业体系不同导致的难以理解的表述与 EuBIS 项目组进行沟通，不断推敲以做到“信、达、雅”，齐心协力完成了翻译工作，将欧洲血液审核体系与广大读者分享。希望本手册的出版可以给我国采供血机构管理者及质量管理人员以启迪，推动我国采供血机构质量审核的标准化及国际化进程。

傅　强

2021 年 12 月于南京

目录

1

>>> 简介（Introduction）

1.1 目的和范围（Aim and Scope）

本手册旨在协助血站建立审核程序。它是对欧洲血液审核体系（EuBIS）指南——《欧洲血站审核的共同标准和准则》的补充。如果主管部门希望按照欧盟（EU）血液法规的要求开展常规审核，也可以使用本手册。

本手册包括了在欧盟范围内适用的以及基于其血液指令的法规标准所涵盖的审核标准。但是，其中规定的标准并非详尽无遗，主管部门和血站可根据其他要求对本手册进行补充。

希望本手册能为监管部门和内部审核的受训人员提供有效的帮助。EuBIS项目明确阐明，其他审核标准也可在全欧洲范围内应用，这些标准部分反映了各个欧盟成员国的立法要求。特别需要指出的是，生产质量管理规范（GMP）是主管部门和血站进行审核的基础。因此，本手册参考了相关GMP，以及欧盟内常用的其他标准和指南，例如：

——国际药品认证合作组织（PIC/S）指南；

——欧洲理事会（CoE）指南，包括质量管理规范（指令2016/2014）。

EuBIS项目也了解到，血站和医院在诊疗活动中越来越多地使用国际标准化组织（ISO）标准，甚至延伸到GMP和药物临床试验质量管理规范。

1.2 审核手册的制定（Development of an Audit/Inspection Guide）

本手册总结了作为质量管理体系的一部分而进行审核的主要流程。在编写本手册时，根据分配给每个 EuBIS 项目工作组（WG）的工作内容将这些流程分为 4 个部分：

——WG 1：质量管理体系评估；

——WG 2：献血者招募和血液采集；

——WG 3：加工和检验；

——WG 4：血液成分的发放、储存和运输。

血站应根据审核标准和各国的相关国家标准制定自己的内部审核文件。文件应以表格的形式记录所发现的任何相关的不符合项（NCR），并对其进行分类。根据实际经验，大多数开展审核的血站认为，“格式化”审核清单的使用应限于流程中的关键/主要节点和控制环节。一个非常详细的审核清单会影响流程的现场审核以及后续的审核痕迹。

因此，本手册提供了如何为主要流程设置格式化审核指导的示例。这些示例由 EuBIS 项目工作组编制。

2

>>> 基本信息（如何使用培训手册）

[General Information (How to Use This Training Guide)]

审核培训的理念基于被称为《欧洲血站审核的共同标准和准则》的 EuBIS 指南。本手册包括一份附有详细审核标准的审核手册（见第 3 章）和完成审核所需文件的示例（审核流程筹备文件列于附录 I 中）。项目参与者在指南起草小组和工作组的协助下制定了本审核培训手册。

2.1 审核培训手册（The Inspection Training Guide）

第 3 章介绍了审核流程中适用于血站的要求，其框架与指令 2005/62/EC 附录（3.2~3.9）中相关要求的顺序一致。此外，本手册的 3.12 中包含了对于严重不良反应和事件的追溯及通报（遵循指令 2005/61/EC）的要求，3.13 中包含了对于信息技术的要求。

每节包含了对审核标准的描述，以及在审核过程中为证明符合性而应获得的示例性证据。每一项审核标准都有单独编号（标准条款号）和适用的参照标准，并且标识了子过程或者控制点。

第 3 章中的信息见表 1。

表 1　第 3 章中的信息
(Table 1　Information of Chapter 3)

列（Column）	信息（Information）
第 1 列	标准条款号和互认欧盟指令的条款
第 2 列	子过程/控制点
第 3 列	互认标准的出处
第 4 列	审核标准的说明
第 5 列	示例性证据

本手册中列出的审核标准可以帮助审核员准备审核记录。对于缺乏经验的审核员来说，可以将这些标准直接转化为内部审核记录（可以添加任何识别可用的标准）。根据经验，其他人可能更愿意只记录标准条款和对所审核范围做的简短描述。

2.2　审核筹备文件（附录Ⅰ）［Preparatory Documents (Annex Ⅰ)］

该文件明确了审核痕迹（例如：审核的区域）和审核发现。如果有不符合项，需要总结在内部审核总结报告中。

一项对 EuBIS 项目参与者的调查结果表明，审核筹备文件的最低要求应为：

(1) 一般文件控制要求［标准操作规程（SOP）］

包括：

- 标题和范围。
- 文件编号。
- 文件版本。
- 生效日期。
- 截止日期和审核日期。
- 对当前版本的变更。
- 文件发放详情（接收人姓名/职务、副本编号）。
- 作者和审核人（姓名、签名和日期）。
- 目标（例如：基于欧盟相关法规和指南指导内部审核）。

- 应用范围（例如：涵盖审核和内部审核的质量管理体系）。

（2）内部审核记录/审核痕迹的具体要求

包括：

- 审核日期。
- 审核参考。
- 机构/部门（拟审核的区域，例如：生产部门）。
- 涉及的范围/流程（例如：血液成分分离的审核流程）。
- 审核员（身份），例如：审核组长、专家（在同行审核的情况下）。
- 审核员姓名和签名。
- 首次会议和末次会议的出席人员名单（被审核方代表），包括职务、姓名和签名，也包括内部审核涉及的其他岗位的主要人员（例如：审核引导员、部门负责人等）。
- 条款①/范围，或者审核标准描述：
  - 条款/范围的示例：
    条款：2002/98/EC，1.5 和第 10 条；2005/62/EC，附录 2.1，附录 2.2；GMP 2.1，2.2。范围：一般人员。
  - 审核标准描述示例：
    血站有责任配备足够数量的有资质的人员完成所有的工作。
    每个人对个人职责要准确理解和记录。机构内的任务和职责要确定。
- 标准条款号。
- 审核发现和支持证据。
- 形成标准审核评估结论，如果有不符合项的话，还应该根据其严重程度进行分类。使用以下分类：严重、主要、其他（其他偏差）——参见 EuBIS 指南。

（3）内部审核总结报告的具体要求

一般该报告包括 2 部分：

- 第 1 部分是总体意见、致谢及备注。

本部分应该包含审核员在审核中的总体印象，特别是审核期间观察到的良好做法和改进。

---

① 条款：内部审核所适用的标准及相关章节（例如：GMP 的第 4 章“文件”、4.3“批准文件”）。

本部分提供了对给予特别帮助和支持的人员（例如：审核引导员）致谢的机会。应激励被审核方继续遵循质量方针、完善质量体系和提高整体质量。

在某些情况下，审核总结仍然面临挑战。至少像“正在取得进展，但是仍然有很多工作要做”的表达可以帮助审核员开启被审核方的思考与关注。

- 第2部分是不符合项描述，包括分类和纠正预防措施（CAPA）。

具体如下：

  - 在末次会议上完成的：
    - 不符合项数量；
    - 不符合项描述，包括严重程度/分类及所涉及条款。
  - 审核后由质量管理者完成的：
    - 需采取的纠正措施；
    - 确认落实整改的负责人和限期整改时间；
    - 整改措施完成后的确认（检查人和实施人姓名、日期及签字）。

在附录I中给出了上述筹备文件的例子。EuBIS项目组依据欧盟对SOP文件控制的要求汇编了所涉及的这些筹备文件。需要根据欧盟法律要求实施内部审核体系或者改进质量管理体系的机构可以修改或调整模板。

> 注意：
> 本手册的所有文件，包括文件的更新和修订，均可从以下网站下载：www.eubis-europe.eu。

3 >>> 审核手册（Inspection Guide）

3.1 注册要求（Licensing Requirements）

注册要求见表2。

表2 注册要求

（Table 2 Licensing Requirements）

标准条款号和互认欧盟指令的条款 [Criterion No. and Primary Ref.（EU Dir.）]	子过程/控制点 (Sub - process/ Control Point)	互认标准的出处 (Cross-Ref. Source)	审核标准的说明 (Inspection Criterion Description)	示例性证据 (Example Evidence)
LR 001 2002/98/EC 第5条“注册和许可” 第11条“血液质量体系”	注册要求	GMP 附录14； PIC/S 第2章	血站已经向主管部门提交了附录Ⅰ（2002/98/EC）中所列信息。 主管部门已经核实血站符合指令2002/98/EC的规定，并且指明血站可从事哪些活动，以及适用的条件	• 与主管部门批准的可从事的执业活动内容相配套的血站执业许可证和大规模配送许可证； • 注意：对于执行指令2001/83/EC要求的血站，还需要每种产品的注册许可证

3.2 总则 质量体系和质量保证（General Principles—Quality System and Quality Assurance）

质量体系和质量保证见表3。

表3 质量体系和质量保证

（Table 3 Quality System and Quality Assurance）

标准条款号和互认欧盟指令的条款 [Criterion No. and Primary Ref.（EU Dir.）]	子过程/控制点 （Sub－process/Control Point）	互认标准的出处 （Cross-Ref. Source）	审核标准的说明 （Inspection Criterion Description）	示例性证据 （Example Evidence）
涵盖的过程：2005/62/EC［Process(es) Covered：2005/62/EC］ 前言和总则（Introduction and General Principles） 附录1.1 质量体系（Annex 1.1 Quality System）				
QS 001 — 2002/98/EC 第11条 2005/62/EC 附录1.1	血液质量体系	GMP第1章，第3部分“现行质量体系文件”； PIC/S第5章； EDQM(CoE)良好执业(GP)指南第1章	有一套质量体系文件，包括质量方针、程序文件和SOP。 质量体系参照相关标准、指南和其他外部文件。 有高级管理人员对质量体系进行的文件评审，以及落实整改的证据	• 质量手册； • 现行质量体系文件； • 质量体系记录； • 质量方针政策和程序文件； • 质量审核（例如：质量审核会议记录）

表 3（续）
[**Table 3**（Continued）]

标准条款号和互认欧盟指令的条款 [Criterion No. and Primary Ref.（EU Dir.）]	子过程/控制点 (Sub－process/ Control Point)	互认标准的出处 (Cross-Ref. Source)	审核标准的说明 (Inspection Criterion Description)	示例性证据 (Example Evidence)
QS 002 2005/62/EC 附录 1.2	质量保证	GMP 1.4，1.5~1.8，2.5，2.8，2.9，附录 15； PIC/S 5.4； EDQM(CoE) GP 指南第 1 章	质量保证（QA）部门的设立应独立于业务部门之外。 质量保证部门负责所有与质量有关的事务，包括负责审核和批准所有与质量相关的文件。 所有与全血及成分血质量和安全有关的程序、场所、设备在投入使用前均应加以确认，并根据这些活动的结果定期重新确认	• 包括质量保证部门在内的组织结构图（网络图）； • 岗位说明，包括质量保证人员的岗位说明； • 验证报告和再验证报告； • 文件批准（正式）
QS 003 2005/62/EC 附录 1.2，附录 5	质量控制指标	GMP 第 1 章，4.1，4.10，4.11，4.12，4.13，8.5~8.9； EDQM（CoE）标准第 5 章	明确所有血液成分和其他物料质量指标的最低要求，包括储存要求。 质量保证部门收集和评估符合指标要求的检测数据，确保采取的纠正措施是有效的。 应记录相关的质量控制数据	• 书面的质量控制指标； • 质量控制数据； • 产品一致性检查； • 纠正措施报告
QS 004 2005/62/EC 附录 1.1 第 2 款“合同管理” 附录 8.0	供应商合同管理	EDQM（CoE）GP 指南第 1 章	试剂和物料应来自许可的供应商，并且符合书面的质量指标。关键物料的放行由被授权人员执行。 所有的物料、试剂和设备都应符合医疗器械指令 93/42/EEC 和体外诊断医疗器械指令 98/79/EC 的要求	• 许可的供应商名录； • 合格证； • 供应商审核报告； • 供应商审核方案

3.3 人员及组织结构（Personnel and Organisation）

人员及组织结构见表4。

表4　人员及组织结构

（Table 4　Personnel and Organisation）

标准条款号和互认欧盟指令的条款 [Criterion No. and Primary Ref.（EU Dir.）]	子过程/控制点 （Sub－process/Control Point）	互认标准的出处 （Cross-Ref. Source）	审核标准的说明 （Inspection Criterion Description）	示例性证据 （Example Evidence）
涵盖的过程：2005/62/EC　人员及组织结构 [Process(es) Covered：2005/62/EC—Personnel and Organisation]				
PO 001 2005/62/EC 附录2.0 2002/98/EC 第10条	人员（基本要求）	GMP第2章，附录16； EDQM(CoE)GP指南第2章； PIC/S第6章	血站应根据其职能，配备充足、合格的人员来完成所有的工作任务。 应有记录证明每个人员已经清楚地理解自己的职责。 机构应明确岗位和职责（包括授权）。 职工可以和他们的各级管理部门进行适当的沟通，管理部门根据其工作的重要性、受培训的程度和能力对他们进行充分监督	• 岗位设置表和人员配置表； • 资格证书抽查； • 组织机构图； • 职工知晓部门结构的证据； • 岗位说明； • 身份证明和资格证书； • 为产品质量而设的过程执行指标（例如：职工的资质和数量足以保证产品质量）； • 现场察看

表 4（续）

[**Table 4**（Continued）]

标准条款号和互认欧盟指令的条款 [Criterion No. and Primary Ref.（EU Dir.）]	子过程/控制点（Sub－process/Control Point）	互认标准的出处（Cross-Ref. Source）	审核标准的说明（Inspection Criterion Description）	示例性证据（Example Evidence）
PO 002 2005/62/EC 附录 2.3，附录 2.4	人员（培训）	GMP 2.10~2.14，2.23； PIC/S 6.4~6.6； EDQM(CoE) GP 指南第 2 章	人员具备相应的资质。 人员接受记录在案的培训和能力评估	• 包含入职、GMP、质量体系/政策、SOP 等培训的记录； • 需认证和跟踪的持续培训（例如：年度能力评估/个人发展计划）
PO 003 2005/62/EC 附录 2.5	人员（个人卫生）	GMP 2.15 ~2.22； PIC/S 6.7； EDQM（CoE）GP 指南第 2 章	工作现场有书面的安全与卫生指令。 根据业务操作需要穿着合适的防护服。 禁止在生产、检测、储存区域内饮食、嚼食、吸烟。 人员接受适当的个人卫生指导。 全体人员必须使用洗手设施。禁止佩戴手表、珠宝首饰或其他类似物品	• 卫生政策（计划）； • 清洁政策（计划）； • 写入 SOP 的安全卫生指引； • 对工作人员的现场察看； • 培训记录

3.4 场所（Premises）

场所的一般要求见表5。

表5 场所的一般要求

（Table 5 Premises—General Requirements）

标准条款号和互认欧盟指令的条款 [Criterion No. and Primary Ref.（EU Dir.）]	子过程/控制点 （Sub-process/Control Point）	互认标准的出处 （Cross-Ref. Source）	审核标准的说明 （Inspection Criterion Description）	示例性证据 （Example Evidence）
涵盖的过程：2005/62/EC 附录3 场所 [Process(es) Covered：2005/62/EC—Annex 3 Premises]				
PR 001 2005/62/EC 附录3.1	场所（一般要求）	GMP 3.1～3.5，附录14，附录15； PIC/S 7.1～7.3； EDQM（CoE）GP 指南3.1	场所和设备的位置、设计、建造、改造、验证和维护能满足业务工作的需求。 布局设计尽可能降低发生差错的风险，便于有效地清洁和维护，以避免交叉污染、灰尘和污垢的积累，以及通常会对产品质量产生影响的任何不利因素。 正确、及时处理废弃物。 设置独立的血液采集、制备、检测、质量控制区域。 设置环境控制达标的专用区域，保障信息技术安全和长期备份空间	• 确认授权记录； • 布局空间充足，环境的洁净度控制（例如：房间布局平面图）； • 有关环境的程序/监测记录； • 温度记录； • 过程执行的质量指标

表 5（续）

[**Table 5**（Continued）]

标准条款号和互认欧盟指令的条款 [Criterion No. and Primary Ref.（EU Dir.）]	子过程/控制点 (Sub - process/ Control Point)	互认标准的出处 (Cross-Ref. Source)	审核标准的说明 (Inspection Criterion Description)	示例性证据 (Example Evidence)
PR 002 2005/62/EC 附录 3.1	清洁和维护	GMP 3.1，3.2，3.24，3.29，3.30~3.32； EDQM（CoE）GP 指南第 3 章	场所的清洁和维护符合标准要求。 定期检查建筑。 维持安全的工作环境	• 场所环境与卫生的检查； • 清洁记录； • 培训记录； • 维护记录； • 依据风险评估结果制定的清洁、维护要求； • 建筑检查记录； • 事件/事故记录； • 纠正措施实施计划
PR 003 2005/62/EC 附录 3.5，附录 3.6	储存区	GMP 3.18~3.25； EDQM（CoE）GP 指南 3.5，3.7	全血、成分血及其他物料的储存区安全且各自独立。 有独立的区域存放不合格物料、拒收物料和自体血	• 所有的加工、检测、储存区是否符合要求的检查记录； • 温度监测记录
PR 004 2005/62/EC 附录 3.4	建筑安全	GMP 3.4，3.5； EDQM（CoE）GP 指南 3.1	建筑设计和安保措施能阻止非授权人员进入。 没有昆虫或动物进入（虫害防治）	• 外来人员准入安全管理； • 不同部门间人员流动的准入限制； • 建筑结构的现状

表 5（续）

［**Table 5**（Continued）］

标准条款号和互认欧盟指令的条款［Criterion No. and Primary Ref.（EU Dir.）］	子过程/控制点（Sub－process/Control Point）	互认标准的出处（Cross-Ref. Source）	审核标准的说明（Inspection Criterion Description）	示例性证据（Example Evidence）
PR 005 GMP 3.2	清洁和维护制度	GMP 3.2	建立符合法律、指南要求的建筑结构和设备的维护及维修制度	建筑物检查的文件化的规定，包括： • 房间和专业设备的定期检查； • 与法规和指南的符合性
PR 006 参照当地指南	血液溢洒		有血液溢洒或污染的处理程序	• 参考当地指南的 SOP； • 清洁/卫生计划
PR 007 GMP 6.7，附录 1	血液成分生产设施的环境监测	GMP 3.1，附录 1（1.1～1.27）； PIC/S 11.6，11.7，13.8，13.9； EDQM（CoE）准则第 4 章和第 5 章，标准第 4 章和第 5 章，GP 指南 3.1、6.2、6.6	根据血液成分制备区域的空气清洁度要求，对洁净区域进行识别和分级。 有环境监测的程序文件，包括：方法、培养基、孵育时间、采样点、采样间隔和时间、结果分析、所有监测结果报告和阈值、重复检测和检测失败增加的监测、对重复检测和检测失败的调查分析（例如：微生物菌种鉴定），以及质控结果的应用。 环境监测结果的趋势分析有助于发现正在形成的“失控”状态。 新批号培养基在使用前应确认	• SOP/培训记录； • 采样示意图/采样计划； • 环境监测报告； • 检测方法、培养基、批号、有效期、检测日期和地点、检测人员、判读人员和发报告人员、质控结果、趋势记录、合格证明

3.4.1 献血者区域和血液采集区（Blood Donor and Collection Area）

场所中的献血者区域和血液采集区见表6。

表6 场所中的献血者区域和血液采集区

（Table 6 Premises—Blood Donor and Collection Area）

标准条款号和互认欧盟指令的条款 [Criterion No. and Primary Ref.（EU Dir.）]	子过程/控制点（Sub-process/Control Point）	互认标准的出处（Cross-Ref. Source）	审核标准的说明（Inspection Criterion Description）	示例性证据（Example Evidence）
涵盖的过程：2005/62/EC [Process(es) Covered：2005/62/EC] 附录3.2 献血者区域（Annex 3.2 Blood Donor Area） 附录3.3 血液采集区（Annex 3.3 Blood Collection Area）				
PR 008	站外血液采集	GMP 3.1~3.3； PIC/S 7.15，7.18； EDQM(CoE)准则第3章，标准第3章，GP指南3.1~3.3	临时场所的大小足够、设计合理，并做好充分的清洁和维护。 每次使用前应先评估场所的条件，确保设施和功能（照明、供暖、手消、通风）能够满足工作需要	• 防滑、可清洗的地板材料； • 无清洁死角； • 有空调设备； • 每日最高和最低温度、湿度记录
PR 009 2005/62/EC 附录3.2	献血者评估区	GMP附录14； PIC/S 7.6，7.15~7.18（移动采血点）； EDQM(CoE)GP指南3.2.1	有能对献血者进行保密性征询的区域，以评估个体是否适合献血。该区域应与流程中其他区域进行分隔	• 楼层的平面图； • 现场察看

表 6（续）

［**Table 6**　（Continued）］

标准条款号和互认欧盟指令的条款［Criterion No. and Primary Ref.（EU Dir.）］	子过程/控制点（Sub - process/Control Point）	互认标准的出处（Cross-Ref. Source）	审核标准的说明（Inspection Criterion Description）	示例性证据（Example Evidence）
PR 010 2005/62/EC 附录 3.3	采血区	GMP 附录 14； PIC/S 7.6，7.15 ~ 7.18（移动采血点）； EDQM（CoE）准则第 3 章，标准第 3 章，GP 指南 3.2、3.3	在采血区实施安全的血液采集，该区域适当配置初步处置献血不良反应和献血相关损伤的设施，确保献血者、工作人员、公众的安全，避免血液采集过程中的差错	• 急救设备的安置和维护记录； • 分离且不交叉的献血者和全血的流向路径； • 分隔茶点区和聚集区； • 现场察看

3.4.2 血液检测及血液加工区（Blood Testing and Processing Area）

场所中的血液检测及血液加工区见表 7。

表 7 场所中的血液检测及血液加工区

（Table 7 Premises—Blood Testing and Processing Area）

标准条款号和互认欧盟指令的条款 [Criterion No. and Primary Ref.（EU Dir.）]	子过程/控制点 (Sub－process/ Control Point)	互认标准的出处 (Cross-Ref. Source)	审核标准的说明 (Inspection Criterion Description)	示例性证据 (Example Evidence)
涵盖的过程：2005/62/EC 附录 3.4 血液检测及血液加工区 [Process(es) Covered：2005/62/EC—Annex 3.4 Blood Testing and Processing Area]				
PR 011 2005/62/EC 附录 3.4（或附录 3.1）	血液检测和加工	GMP 附录 14； PIC/S 7.4~7.7； EDQM（CoE）GP 指南 3.4	有专用实验室区域用于血样检测，该区域与献血区、血液成分加工区相分隔，仅授权人员可以进入	• 现场察看； • 楼层的平面图

3.4.3 血液储存区（Storage Area Including Blood）

场所中的血液储存区见表 8。

表 8 场所中的血液储存区

（Table 8 Premises—Storage Area Including Blood）

标准条款号和互认欧盟指令的条款 [Criterion No. and Primary Ref.（EU Dir.）]	子过程/控制点 （Sub－process/Control Point）	互认标准的出处 （Cross-Ref. Source）	审核标准的说明 （Inspection Criterion Description）	示例性证据 （Example Evidence）
涵盖的过程：2005/62/EC 附录 3.5 血液储存区 [Process(es) Covered：2005/62/EC—Annex 3.5 Storage Area Including Blood]				
PR 012 2005/62/EC 附录 3.5	储存区	GMP 3.18 ~ 3.25，附录 14； PIC/S 7.8~7.10； EDQM(CoE)准则第 4 章和第 5 章，标准第 4 章和第 5 章，GP 指南 3.3、3.5 和第 7 章	血液储存区应布局合理，空间足够、清洁，合理维护，为不同血液及血液成分、物料提供安全的隔离储存，包括按照特殊标准采集的血液和血液成分（例如：自体血）的隔离放行。 待放行产品和退回产品应有清晰的分隔。 血液储存区应设计合理，易于储存并预防混乱	• 独立的房间或者标识清晰的隔离储存（例如：标识或者隔离区内的分区）； • 隔离/分区储存； • 储存区的现场察看； • 温度监控记录； • 安全处置； • 控制进入的敏感或限制区； • 虫害防治措施； • 卫生清洁记录； • 区域授权记录

表 8（续）

[**Table 8**（Continued）]

标准条款号和互认欧盟指令的条款 [Criterion No. and Primary Ref.（EU Dir.）]	子过程/控制点（Sub－process/Control Point）	互认标准的出处（Cross-Ref. Source）	审核标准的说明（Inspection Criterion Description）	示例性证据（Example Evidence）
PR 013 2005/62/EC 附录 3.5 第 2 款	供电		适当的位置应有备用供电，以防主要的储存设备出现故障或断电	• 备用发电机（定期检测）； • 检查制度； • 应急措施
PR 014 2005/62/EC 附录 3.5	物料储存	GMP 3.18，3.19，3.23，附录 14； PIC/S 7.13； EDQM(CoE)准则第 4 章和第 5 章，标准第 4 章和第 5 章 GP 指南 3.5、4.1	应适当控制存放关键物料、血液及血液成分的储存区的温度、湿度，并进行检查和监控，以使温度、湿度符合质量控制指标且在储存设备中均等分布。 检查应有记录。 可能的话，库存遵循“先进先出”原则	• 储存条件：放行/未放行的物料的隔离； • 储存架； • 安全保卫工作； • 适当分隔
PR 015 参照 GMP 和生产厂家的使用说明	储存区条件	GMP 3.19，5.7； PIC/S 7.14； EDQM(CoE)准则第 4 章，标准第 4 章，GP 指南 3.5、4.3、4.7、9.4	配有报警系统。 定期检查报警系统的运行状态并记录。 有书面程序描述应对报警所采取的行动。 所有物料、产品、试剂依据生产厂家确定的条件被合理有序储存，批间隔离，库存周转	• 报警检查记录； • 温度偏差记录及所采取的行动记录； • SOP/培训记录； • 核对生产厂家的使用说明（储存条件）

3.4.4 废物处理区（Waste Disposal Area）

场所中的废物处理区见表9。

表9 场所中的废物处理区

（Table 9 Premises—Waste Disposal Area）

标准条款号和互认欧盟指令的条款 [Criterion No. and Primary Ref.（EU Dir.）]	子过程/控制点 (Sub-process/Control Point)	互认标准的出处 (Cross-Ref. Source)	审核标准的说明 (Inspection Criterion Description)	示例性证据 (Example Evidence)
涵盖的过程：2005/62/EC 附录3.6 废物处理区 [Process(es) Covered：2005/62/EC—Annex 3.6 Waste Disposal Area]				
PR 016 2005/62/EC 附录3.6	废物处理区	EDQM（CoE）GP 指南3.7	有专为废物处理设置的区域，用于安全处理废物，包括采集、检测和加工中使用的一次性物品，以及不合格血液和血液成分	• 现场察看； • 设计确认记录； • 针（利器）处置装置； • 显示专用区的楼层平面图
PR 017 2005/62/EC 附录3.6	生物危害产品	GMP 2.12，5.21，6.5，6.24	生物危害成分血的回收应有文件化程序。 从生物危害成分血的识别到最终处置应有审核痕迹。 生物危害物料储存于专用安全储存区。 暂存的生物危害血液应有详细清单。生物危害血液处置前应先灭活	• SOP/培训记录； • 审核痕迹； • 处理、处置记录； • 工作人员培训记录
PR 018 2005/62/EC 附录3.6	医疗废物	参照当地的法规	医疗废物的安全运输、处理、处置应符合法规要求	• 颜色标记的容器； • 现场察看

3.5 设备及物料（Equipment and Materials）

设备及物料见表10。

表10 设备及物料

（Table 10 Equipment and Materials）

标准条款号和互认欧盟指令的条款 [Criterion No. and Primary Ref.（EU Dir.）]	子过程/控制点 （Sub－process/ Control Point）	互认标准的出处 （Cross-Ref. Source）	审核标准的说明 （Inspection Criterion Description）	示例性证据 （Example Evidence）
涵盖的过程：2005/62/EC 附录4 设备及物料 [Process(es) Covered]：2005/62/EC—Annex 4 Equipment and Materials）				
EM 001 2005/62/EC 附录4	设备及物料	GMP 3.34~3.36，3.38~3.41，3.44，4.29～4.31，附录15； PIC/S 8.1； EDQM（CoE）GP 指南第4章	仪器符合预期使用要求	• 验证记录； • 现场察看； • 日志； • 根据特定用途分类的标识； • 明示截止日期的标识
EM 002 2005/62/EC 附录4	维护和校准	GMP 1.12，2.10～2.14，3.40，3.41，4.29，4.31； PIC/S 8.2~8.4； EDQM（CoE）GP 指南4.1，4.3，4.7	对关键设备应进行维护和校准，包括离心机、无菌接合机、血浆分离设备、气流冷冻机、辐照仪、细胞洗涤机、储存冰箱、冷柜、真空包装设备、天平、温度监控系统、换气系统、超净工作台、高压灭菌器、热合机、照明仪	• 清洁、维护及校准记录（例如：日志）； • 校准标签； • SOP/培训记录； • 经过培训的具有操作资质的专门人员进行操作

表 10（续）

[**Table 10**（Continued）]

标准条款号和互认欧盟指令的条款 [Criterion No. and Primary Ref.（EU Dir.）]	子过程/控制点 (Sub - process/ Control Point)	互认标准的出处 (Cross-Ref. Source)	审核标准的说明 (Inspection Criterion Description)	示例性证据 (Example Evidence)
EM 003 参照 GMP	血液辐照	GMP 附录 12； PIC/S 11.10，11.11； EDQM(CoE)准则第 4 章，标准第 4 章，GP 指南第 4 章	依据欧洲和本国法规，正确使用和维护辐照仪： • 对辐照仪定期进行剂量标定。 • 根据衰减计算公式调整辐照时间。 • 备有备用计时器。 • 暴露于辐射场的剂量应均匀一致，例如：使用旋转转盘。 • 在每个被辐照的产品上贴有辐照剂量的指示标签。 • 正确存储指示标签。 • 吸收剂量为 25 Gy~40 Gy	• 维护记录； • 剂量标定图记录； • 衰减计算记录； • 计时器校准记录； • 指示标签； • 专用、访问受控的位置； • 符合国家法律的应急方案
EM 004 2005/62/EC 附录 4.3	质量控制指标	GMP 第 3 章和第 5 章，4.13； EDQM(CoE)GP 指南第 4 章和第 5 章	对关键项应有文件化的质量控制指标（性能标准）： • 分析设备、测量设备，例如：天平、血液混合平衡仪。 • 温控设备，例如：血库的温控设备	• 关键项文件化的定义； • 关键项文件化的质量控制指标
EM 005 2005/62/EC 附录 4.3	来货审核/物料接收	GMP 4.22 ~ 4.24，5.3，5.5，5.6，5.27； EDQM(CoE)GP 指南第 4 章	外购物料的接收有文件化的程序，包括检查包装是否完好，到货物料与订购单是否一致	• SOP/培训记录； • 购买/审核记录； • 产品外观

表 10（续）

[**Table 10**（Continued）]

标准条款号和互认欧盟指令的条款 [Criterion No. and Primary Ref.（EU Dir.）]	子过程/控制点 (Sub－process/Control Point)	互认标准的出处 (Cross-Ref. Source)	审核标准的说明 (Inspection Criterion Description)	示例性证据 (Example Evidence)
EM 006 2005/62/EC 附录 5.1	物料的隔离、检测和放行	GMP 1.4（Ⅳ），1.9(Ⅴ)，3.21，4.26，4.27，5.2，5.5，5.63~5.65，4.11，4.16，4.24； EDQM(CoE)GP 指南第 4 章和第 5 章	对影响产品质量和安全的物料，应有隔离、检测和放行的文件化程序	• 物料检测的质量控制指标； • 接收和放行标准； • SOP/培训记录； • 标识和隔离物料的分区； • 防止隔离物料出库的电子分区； • 认证分析/一致性
EM 007 参照 GMP 和 GP	物料的召回、退回或处置	GMP 3.23，5.61 和第 8 章； PIC/S 第 15 章； EDQM(CoE)GP 指南 3.5，第 4 章	对缺陷、淘汰或剩余物料，有召回、退回或拒收的文件化程序	• SOP/培训记录； • 退回/召回物料的隔离和标识； • 防止召回物料出库的电子分区； • 召回物料记录； • 退货记录

3.6 文件（Documentation）

文件和文件控制见表 11。

表 11 文件和文件控制

（Table 11 Documentation and Document Control）

标准条款号和互认欧盟指令的条款 [Criterion No. and Primary Ref.（EU Dir.）]	子过程/控制点 (Sub－process/Control Point)	互认标准的出处 (Cross-Ref. Source)	审核标准的说明 (Inspection Criterion Description)	示例性证据 (Example Evidence)
涵盖的过程：2005/62/EC 附录 5 文件 [Process(es) Covered：2005/62/EC—Annex 5 Documentation]				
DO 001 2005/62/EC 附录 5 2002/98/EC 第 12 条，第 13 条，第 14 条	影响产品质量的记录管理	GMP 4.7~4.9，第 6 章，附录 11； PIC/S 第 9 章； EDQM(CoE) GP 指南第 5 章	保存的记录需清晰、持久。 更改必须规范，例如：手写更改必须有签名。 应建立文件控制系统，以确保程序、规范和记录的更新。包括以下文件化程序： • 策划； • 准备； • 复核； • 批准； • 发放； • 归档； • 记录保存	• SOP/培训记录； • 规范更改的质量记录； • 不可使用修正液（涂改液）； • 现场察看； • 签名和日期； • 姓名的首字母/签名列表

表 11（续）

[**Table 11**（Continued）]

标准条款号和互认欧盟指令的条款 [Criterion No. and Primary Ref.（EU Dir.）]	子过程/控制点 (Sub - process/ Control Point)	互认标准的出处 (Cross-Ref. Source)	审核标准的说明 (Inspection Criterion Description)	示例性证据 (Example Evidence)
DO 002 参照 GMP 5.2，5.15，5.22，5.23	过程控制	EDQM(CoE) GP 指南第 5 章	文件应涵盖所有过程。 所有操作应按文件执行。所有重大变化都需确认和授权，工作人员均应获得充分培训。 文件归档应遵循相关标准	• 质量方针和程序文件； • 程序文件执行情况的察看； • 文件审查（确定现行版本）； • SOP/培训记录； • 文件归档系统

3.7 血液采集、检测和加工（Blood Collection，Testing and Processing）

3.7.1 献血者选择（Donor Eligibility）

献血者选择见表12。

表12 献血者选择

（Table 12 Donor Eligibility）

标准条款号和互认欧盟指令的条款 [Criterion No. and Primary Ref.（EU Dir.）]	子过程/控制点（Sub-process/Control Point）	互认标准的出处（Cross-Ref. Source）	审核标准的说明（Inspection Criterion Description）	示例性证据（Example Evidence）
涵盖的过程：2005/62/EC [Process(es) Covered：2005/62/EC] 附录6 血液采集、检测和加工（Annex 6 Blood Collection，Testing and Processing） 附录6.1 献血者选择（Annex 6.1 Donor Eligibility）				
DE 001 2002/98/EC 第20条	起始物料接收	EDQM(CoE)准则第2章，标准第2章，GP指南6.1	用于成分制备的血液来自自愿和无偿献血者。血站对所采集血液和血液成分的质量与安全负有最终责任。考虑到受血者享有其健康被保护的权利，血站不应受任何其他因素的影响（包括个人的献血意愿），有将传染病传播风险降至最低的责任，因此血站有权作出潜在献血者能否献血或延期献血的最终决定	• 血液采集程序； • 采血流程的现场察看

表 12（续）
［**Table 12**（Continued）］

标准条款号和互认欧盟指令的条款［Criterion No. and Primary Ref.（EU Dir.）］	子过程/控制点（Sub－process/Control Point）	互认标准的出处（Cross-Ref. Source）	审核标准的说明（Inspection Criterion Description）	示例性证据（Example Evidence）
DE 002 2002/98/EC 第 16 条和第 17 条 2004/33/EC 附录 Ⅱ 提供和获得的信息	为献血者提供资料	GMP 附录 14； PIC/S 第 10 章； EDQM（CoE）准则第 2 章，标准第 2 章， GP 指南 6.1	必须向所有潜在的血液或血液成分捐献者提供第 29（b）条（2002/98/EC）所述信息资料。 必须在献血前向献血者介绍献血条件，告知献血相关的常见风险和不良反应。 应告知每位献血者其捐献的血液都会被检测是否存在传染病标志物，以及可能增加受血者输血安全风险的因素。 每位献血者在献血前应签署一份知情同意书	• 根据指令核查为献血者提供的信息材料（例如：传单）； • 填写并签字的知情同意书； • 完整的献血者调查问卷
DE 003 2002/98/EC 第 16 条和第 17 条 2004/33/EC 附录 Ⅱ 提供和获得的信息	献血者面谈	GMP 附录 14； PIC/S 第 10 章； EDQM（CoE）准则第 2 章，标准第 2 章， GP 指南 6.1	有意愿捐献血液或血液成分的献血者应提供个人相关信息［第 29（b）条］，包括以下内容： • 身份信息； • 健康史； • 献血者签名。 每位献血者应提供唯一的个人信息（无任何身份信息错误），以确认其身份及详细联系方式	• 献血者登记记录，包括姓名、出生日期和常住地址； • 现场无献血者时，核查其征询过程记录； • 献血者选择的记录由经授权的征询者签字； • 献血者及与其相关联的献血记录的核查

表 12（续）

[**Table 12**（Continued）]

标准条款号和互认欧盟指令的条款 [Criterion No. and Primary Ref.（EU Dir.）]	子过程/控制点 (Sub - process/ Control Point)	互认标准的出处 (Cross-Ref. Source)	审核标准的说明 (Inspection Criterion Description)	示例性证据 (Example Evidence)
DE 004 参照 PIC/S		PIC/S 10.6； EDQM(CoE)准则第 2 章，标准第 2 章，GP 指南 6.1	在每次献血前，均应进行献血者身份核查、征询和评估	• 现场察看
DE 005 2002/98/EC 第 16 条~第 18 条 2005/62/EC 附录 6.1	献血者信息登记和选择	GMP 附录 14； PIC/S 第 10 章； EDQM(CoE)准则第 2 章，标准第 2 章，GP 指南 6.1、6.2	应建立信息系统记录献血者的献血史和数据信息。 本次献血登记时应查询既往献血记录	• 用于献血记录的信息系统； • 献血者信息（包括既往献血史）查询； • 及时更新的献血信息
DE 006 2005/62/EC 附录 6.1	新献血者登记（初次献血者）	EDQM(CoE)准则第 2 章，标准第 2 章，GP 指南 6.1	有新献血者登记的程序。 工作人员有登记权限，并接受过登记程序有关的培训。 将新献血者登记表（由献血者签名）与系统已有信息进行比对（例如：通过计算机系统进行比对）	• SOP/培训记录； • 现场察看； • 手工录入的程序

表 12（续）

[Table 12（Continued）]

标准条款号和互认欧盟指令的条款 [Criterion No. and Primary Ref.（EU Dir.）]	子过程/控制点 （Sub - process/Control Point）	互认标准的出处 （Cross-Ref. Source）	审核标准的说明 （Inspection Criterion Description）	示例性证据 （Example Evidence）
DE 007 2005/62/EC 附录 6.1 2004/33/EC 附录Ⅱ和附录Ⅲ	献血者登记（自动和人工数据上传）	EDQM（CoE）准则第 2 章，标准第 2 章，GP 指南 6.1	有以下文件化程序： ● 自动和人工上传数据； ● 对自行退出献血或需延期献血者所采取的措施； ● 有关征询记录不全的调查。 工作人员接受过培训，有访问登记所需的数据库的权限。 工作人员接受过关于献血者选择标准的最新要求的培训	● SOP/培训记录； ● 现场察看
DE 008 2002/98/EC 第 19 条 2004/33/EC 附录Ⅲ		PIC/S 10.4； EDQM（CoE）准则第 2 章，标准第 2 章，GP 指南 6.1	根据文件规定的选择标准来选择献血者。 只接受健康状况良好的自愿献血者。 每次献血前，采用经确认的质量控制程序，根据已确定的男女接受标准，来检查献血者的血红蛋白	● 献血者选择标准的 SOP/培训记录； ● 现场察看； ● 献血者调查问卷； ● 确认记录； ● 质量控制/评估记录
DE 009 2005/62/EC 附录 6.1	信息转化	EDQM（CoE）准则第 2 章，标准第 2 章，GP 指南 6.1	有程序处理献血者的以下各类信息： ● 影响血液质量的信息； ● 具有医疗资质的员工处理医学咨询的原则； ● 差错的处理； ● 投诉的处理	● SOP/培训记录； ● 现场察看； ● 献血者回访

表 12（续）

[Table 12（Continued）]

标准条款号和互认欧盟指令的条款 [Criterion No. and Primary Ref.（EU Dir.）]	子过程/控制点 (Sub - process/ Control Point)	互认标准的出处 (Cross-Ref. Source)	审核标准的说明 (Inspection Criterion Description)	示例性证据 (Example Evidence)
DE 010 PIC/S 10.8	单采	EDQM(CoE)准则第2章、第3章，标准第2章、第3章，GP指南6.1	除非国家另有规定，单采献血者标准至少应符合献血的一般标准	• 相关规范； • SOP/培训记录
DE 011 参照 PIC/S	全血采集（总则）	PIC/S 10.2； EDQM(CoE)准则第3章，标准第3章，GP指南6.2	应详细记录与献血有关的每项重要活动。 记录应包括： • 未成功的献血； • 被拒的献血者； • 献血不良反应； • 献血者投诉； • 意外事件	• 所有以电子格式输入和保存的日期及献血编号的记录； • 所有献血不良反应处理的记录； • 意外事件、献血不良反应和献血者投诉以及处理的全部记录

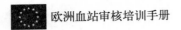

3.7.2 血液和血液成分采集（Collection of Blood and Blood Components）

血液和血液成分采集见表 13。

表 13 血液和血液成分采集

（Table 13 Collection of Blood and Blood Components）

标准条款号和互认欧盟指令的条款 [Criterion No. and Primary Ref.（EU Dir.）]	子过程/控制点（Sub－process/Control Point）	互认标准的出处（Cross-Ref. Source）	审核标准的说明（Inspection Criterion Description）	示例性证据（Example Evidence）
涵盖的过程：2005/62/EC [Process(es) Covered：2005/62/EC] 附录 6 血液采集、检测和加工（Annex 6 Blood Collection，Testing and Processing） 附录 6.2 血液和血液成分采集（Annex 6.2 Collection of Blood and Blood Components）				
CO 001 2005/62/EC 附录 6.2 第 1 款		GMP 附录 14； PIC/S 第 10 章； EDQM(CoE)准则第 3 章，标准第 3 章， GP 指南 6.2	设计血液采集程序是为了确保献血者的身份得到核实和安全记录，并使献血者与血液、血液成分和血液样本之间的关联明确。 • 献血编码体系用来对每次献血及献血过程中采集的血样进行唯一性标识，并将献血行为/血样与献血者记录相关联。 • 应在采血位旁对献血者及其证件进行再次核对。 • 献血编码可以溯源到与献血相关的所有记录，以便识别与每次献血相关的每个重要步骤。 • 所有的献血均应有记录，未成功献血的原因也应记录	• 血袋上的标签可以追溯到献血者及其对应的记录； • 未成功献血的记录

表 13（续）

[**Table 13**（Continued）]

标准条款号和互认欧盟指令的条款 [Criterion No. and Primary Ref.（EU Dir.）]	子过程/控制点 (Sub - process/Control Point)	互认标准的出处 (Cross-Ref. Source)	审核标准的说明 (Inspection Criterion Description)	示例性证据 (Example Evidence)
CO 002 参照 GMP	静脉穿刺部位消毒	GMP 附录 14； EDQM(CoE)标准第3章，GP 指南 6.2	应有明确规定静脉穿刺部位消毒的程序，且程序应保持现行有效状态。严格执行文件化程序	• SOP/培训记录； • 消毒剂验证； • 细菌学监测； • 清洁消毒过程的现场察看
CO 003 2005/62/EC 附录 6.2 第 4 款		EDQM(CoE)准则第3章，标准第3章，GP 指南 5.8、6.2	在献血时留取实验室样本，并在检测前妥善保存	• 现场察看； • 检测样本的标识
CO 004 2005/62/EC 附录 6.2		GMP 附录 14； PIC/S 第 10 章； EDQM(CoE)准则第3章，标准第3章，GP 指南 6.2	应采用无菌血袋耗材采集血液和制备血液成分。 血袋应有 CE 标志（或经主管部门批准）。 血袋应按照生产商的说明书要求使用，并在使用前检查损坏及变质情况，记录血袋批号。 在献血过程中，应不断混匀血袋，并对血流和献血时间进行监控	• 每批血袋的质检证书； • 购进血袋的所有检查记录； • 使用说明； • SOP/培训记录

表 13（续）

［**Table 13**（Continued）］

标准条款号和互认欧盟指令的条款 ［Criterion No. and Primary Ref.（EU Dir.）］	子过程/控制点 （Sub－process/Control Point）	互认标准的出处 （Cross-Ref. Source）	审核标准的说明 （Inspection Criterion Description）	示例性证据 （Example Evidence）
CO 005 2005/61/EC 第 2 条	起始物料接收	GMP 附录 14； EDQM（CoE）准则第 3 章，标准第 3 章，GP 指南 6.2	所有的献血均以唯一献血码（粘贴在血袋耗材的所有子袋上）进行识别。 每一次都应单独进行核查，以确保血袋、检测样本和记录上的献血码一致	• 现场察看
CO 006 参照 GMP	起始物料接收	GMP 5.3～5.5； EDQM（CoE）GP 指南 6.2	采集的血液和检测样本应与采血记录进行核对	• 交接运送记录
CO 007 2005/62/EC 附录 6.2 第 6 款	血液采集后贮存	EDQM（CoE）准则第 3 章～第 5 章，标准第 3 章～第 5 章，GP 指南 3.5、6.2、第 7 章	采集完成后，捐献的血液在要求的温度下妥善地进行处理、存储和运送。存储和运送应依照预定血液成分制备（例如：制备浓缩血小板）要求的条件执行，以保证用于进一步制备和供患者使用血液的质量	• SOP/培训记录； • 现场察看； • 供应链中的温度记录； • 存储/运送容器验证记录

3.7.3 实验室检测（Laboratory Testing）

实验室检测见表14。

表14 实验室检测

（Table 14 Laboratory Testing）

标准条款号和互认欧盟指令的条款 [Criterion No. and Primary Ref.（EU Dir.）]	子过程/控制点（Sub-process/Control Point）	互认标准的出处（Cross-Ref. Source）	审核标准的说明（Inspection Criterion Description）	示例性证据（Example Evidence）
涵盖的过程：2005/62/EC [Process(es) Covered：2005/62/EC] 附录6 血液采集、检测和加工（Annex 6 Blood Collection，Testing and Processing） 附录6.3 实验室检测（Annex 6.3 Laboratory Testing）				
LT 001 2002/98/EC 第21条，附录Ⅳ	策略	GMP第6章，附录14； PIC/S第14章； EDQM(CoE)准则第8章和第9章，标准第8章和第9章，GP指南6.3~6.5	应对捐献的血液进行血型鉴定与强制性传染性标志物的筛查	• ABO血型、RhD血型、HBsAg（乙肝表面抗原）、抗HCV（丙肝抗体）和抗HIV1/2（人类免疫缺陷病毒1型和2型特异性抗体）检测记录，以及当地要求的其他检测记录。检查开展的检测项目是否符合法规要求（注意：本手册使用期间，要求可能会有所变化）； • 不规则抗体筛查记录； • 质量控制记录
LT 002 2005/62/EC 附录6.3第6款	首次献血者和定期献血者的检测	EDQM(CoE)GP指南6.5； PIC/S 14.07，14.08	血型血清学检测程序中应包括对特定献血者（例如：首次献血者、再次献血者）的检测	• 现场察看； • SOP/培训记录

表 14（续）
［**Table 14**（Continued）］

标准条款号和互认欧盟指令的条款［Criterion No. and Primary Ref.（EU Dir.）］	子过程/控制点（Sub－process/Control Point）	互认标准的出处（Cross-Ref. Source）	审核标准的说明（Inspection Criterion Description）	示例性证据（Example Evidence）
LT 003 2005/62/EC 附录 6.3	标本接收、核对和储存	GMP 4.23，6.11，6.13，6.14，附录 19；PIC/S 7.13，7.14；EDQM(CoE)准则第 8 章和第 9 章，标准第 8 章和第 9 章，GP 指南第 6 章和第 7 章	应有标本接收、核对、储存和留样的管理程序。 标本应具有唯一条形码来标识。 SOP 应包括核对标本与交接记录，以确保所有的待检标本均已接收。 检查标本的质量是否适合检测要求（标签完整性、变质、溶血、黄疸、脂血）。 应隔离和剔除不符合要求的标本。 在检测前，根据试剂说明中的规定，妥善储存标本	• SOP/培训记录； • 标本接收和检测标准； • 储存和留样条件（冰箱/冷库）； • 记录； • 现场察看； • 交接文件； • 标签的可追溯性
LT 004 2005/62/EC 附录 6.3	过程控制	GMP 5.15，5.22，5.23～5.26，6.15～6.17，6.20，附录 15；PIC/S 5.8；EDQM(CoE)准则第 8 章和第 9 章，标准第 8 章和第 9 章，GP 指南第 4 章和第 6 章	程序文件应包含所有关键过程。操作者应按照文件规定的程序操作。 关键检测方法应由合格供应商提供（有 CE 标识的体外诊断试剂），并符合检验项目的预期用途。 检测方法与其检测设备在使用前应进行确认。 对于新的检测方法，应根据文件规定对样品加样器和样品处理器/读卡器进行设置和确认。 检测方法应根据每个生产商的说明书执行	• SOP/培训记录； • 检测方法与设备的 CE 认证； • 关键过程、设备和方法的确认记录； • 对工作人员实际操作的现场察看； • 审查文件

表 14（续）

[**Table 14**（Continued）]

标准条款号和互认欧盟指令的条款 [Criterion No. and Primary Ref.（EU Dir.）]	子过程/控制点 (Sub-process/Control Point)	互认标准的出处 (Cross-Ref. Source)	审核标准的说明 (Inspection Criterion Description)	示例性证据 (Example Evidence)
LT 005 2005/62/EC 附录 6.3	试剂	GMP 6.19，6.20，6.21； PIC/S 14.6； EDQM(CoE)准则第 8 章和第 9 章，标准第 8 章和第 9 章，GP 指南第 4 章~第 6 章，第 11 章	使用前应对新的检测方法和检测试剂进行确认。 试剂的配制与储存应依据试剂说明书进行。 试剂外包装应标注有效期，且在有效期内。 自备的试剂（例如：盐水和去离子水）应有质量控制	• SOP/培训记录； • 试剂配制记录，包括：批号、制备日期、失效日期、稀释系数、签名； • 试剂确认/质量控制记录； • 受控版本的使用说明； • 现场察看
LT 006 2005/62/EC 附录 6.3	设备校准	GMP 4.26； PIC/S 8.4； EDQM(CoE)GP 指南第 4 章	应明确内部和外部校准的要求和频率。 应根据生产商的建议，确定每台设备的内部校准要求。 校准记录应是最新且完整的	• SOP/培训记录； • 校准记录
LT 007 2005/62/EC 附录 6.3	全自动血型仪	GMP 3.34，3.38，4.26，4.27； EDQM(CoE)准则第 8 章，GP 指南 4.3、6.3、6.5	应有程序文件。 应使用确认的仪器性能参数。 应明确血型复检设备性能并形成文件。 备用和血型复检设备均应经过确认	• SOP/培训记录； • 耗材、仪器和生产商说明书； • 记录在案的性能参数

表 14（续）
[**Table 14**（Continued）]

标准条款号和互认欧盟指令的条款 [Criterion No. and Primary Ref.（EU Dir.）]	子过程/控制点 (Sub-process/Control Point)	互认标准的出处 (Cross-Ref. Source)	审核标准的说明 (Inspection Criterion Description)	示例性证据 (Example Evidence)
LT 008 2005/62/EC 附录 6.3	标本处理与加样	GMP 4.25，4.26，附录 11； PIC/S 10.12，14.3~14.5，14.12； EDQM(CoE)准则第 8 章和第 9 章，标准第 8 章和第 9 章，GP 指南第 4 章、第 6 章和第 11 章	标本自动处理系统应经过确认。 有标本处理使用的程序，包括标本装架，标本登记，耗材、清洗液与加样尖的处理，选择放置合适的加样系统，选择合适的外部质控品，反应板（或其他反应池）的正确识别，样本或反应板的条码不能被读取时的处理程序，发生漏加样或信息错误后的处理程序，关机及清洁程序。 明确从样本加入检测板到进入后处理设备的允许间隔时间，且该时间应有文件支持或由设备进行控制	• SOP/培训记录； • 确认记录，包括安装确认； • 检测记录； • 现场察看； • 工艺流程说明
LT 009 2005/62/EC 附录 6.3	检验流程	GMP 4.26，6.7，6.15~6.21； PIC/S 14.4； EDQM(CoE)准则第 8 章和第 9 章，标准第 8 章和第 9 章，GP 指南第 4 章和第 6 章	应对每项检测的自动处理器/读取器的设置进行确认。 应有自动处理器/读取器操作的 SOP，内容包括：试剂和清洗液的装载和核对；孵育箱温度的核查；试验运行和结果发布的确认；中断和无效检测的处理；关机和清洁	• SOP/培训记录； • 确认记录； • 检测记录； • 现场察看

表 14（续）

［**Table 14**（Continued）］

标准条款号和互认欧盟指令的条款［Criterion No. and Primary Ref.（EU Dir.）］	子过程/控制点（Sub - process/Control Point）	互认标准的出处（Cross-Ref. Source）	审核标准的说明（Inspection Criterion Description）	示例性证据（Example Evidence）
LT 010 2005/62/EC 附录 6.3	手工检测程序	GMP 4.1，4.8，5.20，6.6，6.7，6.15； PIC/S 14.4； EDQM(CoE)准则第 8 章和第 9 章，标准第 8 章和第 9 章，GP 指南第 4 章和第 6 章	手工检测应依据生产商的说明书进行。 应有手工检测的程序，包括：工作人员的资历和接受培训的要求；为防止加样混淆采取的隔离；检测前对所需设备的检查；应有试剂配制、添加、孵育等每一步骤的说明；对每个反应孔和所有相关设备添加试剂的正确性要进行复核。 每一项手工检测应有完整记录	• SOP/培训记录。 • 反应板记录，包括： ——每个检验阶段的操作者； ——每一阶段的孵育开始/结束时间，确保采用正确的孵育程序； ——每一阶段所用设备的标识； ——设备的检查（如孵育箱温度）
LT 011 参照 PIC/S	剩余微孔板使用	PIC/S 14.4	应有取出一条或多条微板检测条后剩余微孔板的使用程序。 有空白孔的微孔板使用应受控，其使用应经过确认	• SOP/培训记录； • 确认记录
LT 012 2005/62/EC 附录 6.3	结果处理	GMP 6.9，6.16； PIC/S 9.4，11.19，11.20，14.7，14.8，14.18； EDQM(CoE)准则第 8 章和第 9 章，标准第 8 章和第 9 章，GP 指南 4.7、第 6 章	对于血型鉴定，应制定规程来处理以下结果：检测 ABO 血型和 Rh 血型的比例（灵敏方法），确定血型结果，不确定结果的趋势监测，不确定血型结果的处理，与档案结果或复检结果不一致的调查。 对于微生物学检测，适当的时候可通过目测确认结果（以检查假阴性结果）	• SOP/培训记录； • 确认报告； • 检测记录； • 现场察看

表 14（续）
［**Table 14**（Continued）］

标准条款号和互认欧盟指令的条款［Criterion No. and Primary Ref.（EU Dir.）］	子过程/控制点（Sub－process/Control Point）	互认标准的出处（Cross-Ref. Source）	审核标准的说明（Inspection Criterion Description）	示例性证据（Example Evidence）
LT 013 2005/62/EC 附录 6.3 和附录 4	微生物学检测结果报告（感染性疾病）	GMP 附录 11； PIC/S 14.11； EDQM（CoE）准则第 9 章，标准第 9 章，GP 指南 4.2、第 6 章	用于分析每项检测结果和向主机报送数据的整理软件应经过确认。 下载明确执行的确认标准。 有用于下载软件的 SOP。 只有授权人员才能使用软件	• SOP/培训记录； • 确认报告； • 检测记录； • 现场察看
LT 014 2005/62/EC 附录 6.3	检测方法质量控制	PIC/S 14.14； EDQM（CoE）准则第 8 章和第 9 章，标准第 8 章和第 9 章，GP 指南 6.3	采用试剂盒生产商的检测质量控制标准，未满足相应标准时试验无效。 对每块板或每批检测应用外部质控品判定结果的有效性。如果外部质控品不通过，则试验结果无效。 对质控结果进行趋势分析	• SOP/培训记录； • 确认记录； • 检测记录
LT 015 2005/62/EC 附录 6.3	重复和确证试验	PIC/S 14.13； EDQM（CoE）准则第 9 章，标准第 9 章，GP 指南第 6 章	“重复和确证试验”程序文件内容包括：挑出并核查初次检测有反应性的标本重复检测、复查结果的记录、将标本转至参考实验室、参考实验室结果反馈后的处理、延迟结果的跟进。 参考试验应经过确认	• SOP/培训记录； • 确认记录； • 检测记录； • 参考试验结果

表 14（续）
[Table 14（Continued）]

标准条款号和互认欧盟指令的条款 [Criterion No. and Primary Ref. （EU Dir.）]	子过程/控制点 (Sub - process/ Control Point)	互认标准的出处 (Cross-Ref. Source)	审核标准的说明 (Inspection Criterion Description)	示例性证据 (Example Evidence)
LT 016 2005/62/EC 附录 6.3	标本留样	GMP 附录 19； PIC/S 14.15； EDQM(CoE)准则第 3 章，标准第 3 章， GP 指南第 5 章、6.3	应制定和建立标本留样策略和程序，内容包括：留样体积、保存时间、温度、储存器具、微孔板的处理、标识、标本检索和标本最终处置	• SOP/培训记录； • 记录； • 现场察看
LT 017 2005/62/EC 附录 6.3 第 5 款	实验室室间质量评价	PIC/S 14.9； EDQM(CoE)准则第 8 章和第 9 章，标准第 8 章和第 9 章， GP 指南 6.3	参加室间质量评价项目（能力测试）。 分析室间质量评价反馈结果，并采取相应的措施	• 外部能力测试（EPT）报告[例如：国家室间质量评价系统（EQAS），医学实验室质量标准委员会（INSTAND）]； • 纠正措施报告

3.7.4 血液加工和验证（Processing and Validation）

血液加工和验证见表15。

表15 血液加工和验证
（Table 15 Processing and Validation）

标准条款号和互认欧盟指令的条款 [Criterion No. and Primary Ref.（EU Dir.）]	子过程/控制点（Sub-process/Control Point）	互认标准的出处（Cross-Ref. Source）	审核标准的说明（Inspection Criterion Description）	示例性证据（Example Evidence）
涵盖的过程：2005/62/EC [Process(es) Covered：2005/62/EC] 附录6 血液采集、检测和加工（Annex 6 Blood Collection，Testing and Processing） 附录6.4 血液加工和验证（Annex 6.4 Processing and Validation）				
PV 001 2005/62/EC 附录6.4	血液加工程序	GMP 5.2，5.21~5.24，附录1和附录15； PIC/S 第8章和第11章； EDQM(CoE)准则第4章，标准第4章，GP指南6.6	各个加工环节均有文件化程序，包括初级加工和二次加工过程（例如：辐照和无菌连接的使用）	• SOP/培训记录； • 生产流程图（血浆或血小板的分离制备部门）； • 设备验证、日志文件、标签、路径； • 人流、物流等流程无交叉； • 加工过程的条件（时间、温度、湿度）
PV 002 2005/62/EC 附录6.4	过程控制	GMP 5.8，5.21，5.40，5.42，5.44，6.8，6.9，6.18，8.16，8.18； EDQM(CoE)GP指南第4章，6.6	识别并监控影响加工操作的因素，例如：加工和储存环境、设备、人员、中间产物（例如：白膜层）	• SOP/培训记录； • 记录，例如：速冻机的记录； • 趋势分析； • 纠正措施记录

表 15（续）

[**Table 15**（Continued）]

标准条款号和互认欧盟指令的条款 [Criterion No. and Primary Ref.（EU Dir.）]	子过程/控制点 (Sub－process/ Control Point)	互认标准的出处 (Cross-Ref. Source)	审核标准的说明 (Inspection Criterion Description)	示例性证据 (Example Evidence)
PV 003 参照 GMP 和 GP	目视检查	GMP 5.40，5.43，5.59，5.66； EDQM（CoE）GP 指南 6.7，6.8，7.5	按照统一的标准，目测血袋的完整性、标识和内容物	• 处理渗漏或标识错误的 SOP/培训记录； • 以下内容物的目视检查标准（使用比色仪）： ——溶血、脂血或黄疸的血浆； ——红细胞污染的血小板
PV 004 2002/98/EC 第 29（f）条 2004/33/EC 第 6 条，附录 V	血液成分的质量监测	GMP 6.4，6.7，6.9~6.13，6.15~6.21； PIC/S 13.1，13.4~13.7； EDQM(CoE)准则第 5 章，标准第 5 章，GP 指南第 11 章、附录 4	监测血液成分是否符合欧盟规范。 血液成分质量监测的验证和文件化程序已制定齐全，包括：抽样计划、采样、质控品的选择、统计过程控制（SPC）的使用和“失控”事件的报告。 对“产品检测”的结果进行监控，以确保符合欧盟指令和 EDQM(CoE)指南	• 血液成分质量控制指标； • 验证报告； • SOP/培训记录； • 抽样计划； • 记录结果； • 结果的原始记录； • 纠正措施报告

表 15（续）

[**Table 15**（Continued）]

标准条款号和互认欧盟指令的条款 [Criterion No. and Primary Ref.（EU Dir.）]	子过程/控制点（Sub－process/Control Point）	互认标准的出处（Cross-Ref. Source）	审核标准的说明（Inspection Criterion Description）	示例性证据（Example Evidence）
PV 005 参照 GMP 附录 12	二次加工（辐照）	GMP 附录 12； PIC/S 11.00，11.11； EDQM（CoE）准则 4.9，标准 4.5	有针对辐照血液成分的质控指标，包含保质期的任何改变。保存辐照记录；“辐照”（γ射线敏感）指示签用于监测每次“辐照”剂量；指示签储存在合适的温度下。 有经过验证和文件化的程序，规定每次辐照仪可以放置的最大血液量。 辐照仪通过验证。 以不超过 12 个月的间隔为周期，绘制辐照仪内部剂量分布图。检查计时器，计算出衰变率，调整时间以达到辐射剂量	• 文件化的质控指标。显示辐照血液数量的辐照记录，以及每次辐照的： ——血液成分的类型； ——给予的剂量； ——日期、时间、操作人员； • 文件化程序； • 辐照记录； • SOP/培训记录； • 剂量分布图记录； • 验证记录； • 重新计算剂量时间的程序； • 产品标签
PV 006 参照 EDQM（CoE）	其他二次加工过程，包括白细胞过滤、汇集，用于新生儿的血液分装	GMP 附录 1； EDQM（CoE）准则第 4 章和第 6 章，标准第 4 章~第 6 章，GP 指南第 5 章	经验证的二次加工程序生产的无菌血液成分符合有关质控指标。 关键设备（如无菌接管机）应经过验证、校准、清洁和维护。 在合适的环境中进行二次加工	• 生产记录； • SOP/培训记录； • 验证记录； • 产品标签； • 楼层平面图； • 现场察看

3.7.5 贴签（Labelling）

贴签见表16。

表16 贴签

（Table 16 Labelling）

标准条款号和互认欧盟指令的条款 [Criterion No. and Primary Ref.（EU Dir.）]	子过程/控制点 （Sub－process/Control Point）	互认标准的出处 （Cross－Ref. Source）	审核标准的说明 （Inspection Criterion Description）	示例性证据 （Example Evidence）
涵盖的过程：2005/62/EC [Process(es) Covered：2005/62/EC] 附录6 血液采集、检测和加工（Annex 6 Blood Collection，Testing and Processing） 附录6.5 贴签（Annex 6.5 Labelling）				
LB 001 2002/98/EC 第14条，附录Ⅲ 2005/61/EC 2005/62/EC 附录6.5	血液成分贴签和样本管贴签	GMP 5.51，5.52，5.58； PIC/S 10.23，11.12~11.15； EDQM(CoE)准则第3章、第5章和第7章，标准第3章、第5章和第7章，GP指南5.8、6.2、6.7	血液成分的贴签符合欧盟指令的要求。 应包括指令2002/98/EC第14条和指令2005/61/EC中提及的贴签和可追溯性要求。 贴签应在能将混淆和贴签错误的风险最小化的环境中进行。 标签应在适当的温度和储存时间下进行验证，以确保它们不会分离、褪色或破损	• 血液成分的正式名称； • 容量、重量或细胞计数； • 唯一的献血标识； • 生产机构名称； • ABO和RhD血型； • 失效日期和时间； • 储存温度； • 抗凝剂和/或添加剂的名称、成分和容量； • 现场察看； • SOP/培训记录； • 唯一的献血-检验样本标识； • 在相关温度（例如：速冻机或冰箱）下对储存的试管进行的目视检查； • 如果是条形码，则读取条形码标签； • 手写标签的读取测试

表 16（续）

［**Table 16**（Continued）］

标准条款号和互认欧盟指令的条款 ［Criterion No. and Primary Ref.（EU Dir.）］	子过程/控制点 （Sub－process/Control Point）	互认标准的出处 （Cross-Ref. Source）	审核标准的说明 （Inspection Criterion Description）	示例性证据 （Example Evidence）
LB 002 医疗器械指令 98/79/EC	血液采集系统	EDQM（CoE）GP 指南 4.2，5.8，6.2，6.7；ISO 3826-1：2013	所有血袋上生产商出厂时的基础标签应符合 ISO 3826-1：2013	标签包括： ● 肉眼可读信息； ● 生产商名称和地址； ● 血袋名称和/或血袋塑料材料名称； ● 抗凝剂或添加剂的名称、成分和容量； ● 产品目录号和批号； ● 失效日期

3.7.6 全血和血液成分的发放（Release of Blood and Blood Components）

全血和血液成分的发放见表17。

表17 全血和血液成分的发放

（Table 17 Release of Blood and Blood Components）

标准条款号和互认欧盟指令的条款 [Criterion No. and Primary Ref.（EU Dir.）]	子过程/控制点 (Sub－process/Control Point)	互认标准的出处 (Cross-Ref. Source)	审核标准的说明 (Inspection Criterion Description)	示例性证据 (Example Evidence)
涵盖的过程：2005/62/EC [Process(es) Covered：2005/62/EC] 附录6 血液采集、检测和加工（Annex 6 Blood Collection，Testing and Processing） 附录6.6 血液成分的发放（Annex 6.6 Release of Blood Component）				
RB 001 2002/98/EC 第9条	血液成分入库发放	2005/62/EC 附录6.6； GMP 第2章，4.13； EDQM(CoE)准则第4章，标准第4章，GP 指南4.2.6、5.11、6.8、第7章； PIC/S 1.6~2.3	每种血液成分（同种异体血清、让步产品和自体血液）均由负责人或其授权人员正式发放（有电子版和纸质版记录）。 记录表明，在每个血液成分被发放前，其所有的采集、医学和检测记录应被核实，以确保其符合接收标准	• SOP/培训记录； • 产品发放记录； • 工作说明
RB 002 参照当地法规	非临床用产品的发放		非临床用（例如：用于试剂生产）血液成分的发放必须由授权人员进行	• SOP/培训记录； • 工作说明； • 用作试剂或质控血液的记录

表 17（续）
[Table 17（Continued）]

标准条款号和互认欧盟指令的条款 [Criterion No. and Primary Ref.（EU Dir.）]	子过程/控制点 (Sub－process/Control Point)	互认标准的出处 (Cross-Ref. Source)	审核标准的说明 (Inspection Criterion Description)	示例性证据 (Example Evidence)
RB 003 2004/33/EC 附录 V	产品发放	GMP 第 2 章； EDQM(CoE)准则第 4 章和第 5 章，标准第 4 章和第 5 章，GP 指南 4.2.6、5.11、6.8、第 7 章	有血液成分发放的质控指标，由负责人验证后确认和批准。 血液成分质量监测已包含在 3.7.4“血液加工和验证”中。对于部分产品，产品发放程序应包含这些检测结果，在发放之前显示这些检测结果符合质控指标。 记录应表明所有的检测结果符合接收标准。 在现场应有描述产品发放的 SOP	• 批准的质控指标； • 工作说明； • SOP/培训记录； • 质量监测记录
RB 004 2005/62/EC 附录	生物危害产品	EDQM(CoE)标准第 9 章，GP 指南第 3 章和第 5 章	有文件化程序来指导处置有生物危害性的捐献血液和血液成分产品。 如果确认了阳性感染性检测结果，识别出该捐献者的所有血液成分和其以前捐献的所有血液成分，并采取妥善隔离/贴上标签等处置措施（立即更新该献血者的记录）	• SOP/培训记录； • 处置记录； • 现场察看

3.8 储存与配送（Storage and Distribution）

储存与配送见表18。

表18 储存与配送
（Table 18 Storage and Distribution）

标准条款号和互认欧盟指令的条款 [Criterion No. and Primary Ref. （EU Dir.）]	子过程/控制点 (Sub-process/Control Point)	互认标准的出处 (Cross-Ref. Source)	审核标准的说明 (Inspection Criterion Description)	示例性证据 (Example Evidence)
涵盖的过程：2005/62/EC 附录7 储存与配送 [Process(es) Covered：2005/62/EC—Annex 7 Storage and Distribution]				
SD 001 2002/98/EC 第22条，第29(e)条 2004/33/EC 第5条，附录Ⅳ 2005/62/EC 附录7	血液及血液成分储存、配送和运输的一般原则	PIC/S 7.13，7.14，10.24，11.3～11.5，12.1，12.2； GMP 5.58，5.61～5.65； 《配送质量管理规范》(GDP)； EDQM(CoE)准则第4章和第5章，标准第4章和第5章，GP指南第5章和第7章	在输血链的各个环节，血液和血液成分的储存、运输和配送都应在保证产品有效性和安全性的条件下进行。 所有储存、配送和运输活动均应有书面程序并符合质量规范要求。 对储存、配送和运输程序进行验证，以确保血液和血液成分在整个储存和运输期间的质量，并避免血液成分的错误发放	• SOP/培训记录； • 储存和运输条件规范； • 储存条件的验证； • 运输系统的验证； • 适合物料储存的照明、温度和湿度； • 干净、整洁、无污染源的区域； • 虫害防治方案； • 物料的分区； • 危险品储存设施

表 18（续）

［**Table 18**（Continued）］

标准条款号和互认欧盟指令的条款 ［Criterion No. and Primary Ref.（EU Dir.）］	子过程/控制点 （Sub－process/Control Point）	互认标准的出处 （Cross-Ref. Source）	审核标准的说明 （Inspection Criterion Description）	示例性证据 （Example Evidence）
SD 002 参照 PIC/S 和 GP	血液储存设施的位置和安全性	PIC/S 12.5，12.6；EDQM（CoE）GP 指南 3.5	只有授权人员才能进入血液储存区。 储存区应靠近入口或出口，有利于限制进入工作区域人员数量	• 门禁系统与记录； • 楼层平面图； • 现场察看； • 温度日志； • 温度登记和报警系统的工作记录
SD 003 2004/33/EC 第 5 条，附录Ⅳ 2005/62/EC 附录 7.5	温度和其他储存要求	EDQM（CoE）准则第 4 章和第 5 章，标准第 4 章和第 5 章，GP 指南第 3 章和第 7 章	血液和血液成分在加工、储存和发放过程中的储存条件应符合法规中特定要求。红细胞成分和全血：2℃～6℃；血小板和粒细胞：20℃～24℃。 血小板在储存期间必须处于振摇状态，储存袋应单层放置（不叠放），以最大限度地保持换气和 pH 缓冲效能。 冷冻产品（新鲜冷冻血浆、冷沉淀和冷上清）的储存温度应保证产品在保存期内的有效性	• 储存条件； • 验证记录； • SOP/培训记录； • 储存记录； • 现场察看

表 18（续）

[**Table 18**（Continued）]

标准条款号和互认欧盟指令的条款 [Criterion No. and Primary Ref.（EU Dir.）]	子过程/控制点（Sub-process/Control Point）	互认标准的出处（Cross-Ref. Source）	审核标准的说明（Inspection Criterion Description）	示例性证据（Example Evidence）
SD 004 参照 PIC/S 和 GP	温度/湿度的控制	PIC/S 7.13; EDQM（CoE）GP 指南第 7 章	物料储存区、血液和血液成分储存区的温度和湿度（如适用）应得到有效控制、监控和检查，以确保符合质量规范。 整个储存设施的温度和湿度都应符合质量规范，并且应持续监测和记录。 储存区应设置温度警报系统。 报警上限和下限设置在合理的水平。 警报系统应定期测试。 应记录和调查温/湿度失控事件，并对受到不良影响的血液成分采取适当的补救措施	• 温度和湿度的要求； • 验证记录； • SOP/培训记录； • 温度和湿度的检查； • 储存区域的现场察看； • 报警测试记录； • 质量事件报告
SD 005 参照 GMP 和 GP	储存库容	GMP 3.18; EDQM（CoE）GP 指南第 3 章	储存区域应具有足够的容量，以便有序储存物料，并防止混淆	• 物料的有序存放； • 物料的分区存放

表 18（续）
［**Table 18**（Continued）］

标准条款号和互认欧盟指令的条款［Criterion No. and Primary Ref.（EU Dir.）］	子过程/控制点（Sub－process/Control Point）	互认标准的出处（Cross-Ref. Source）	审核标准的说明（Inspection Criterion Description）	示例性证据（Example Evidence）
SD 006 2005/65/EC 附录 7	库存管理	GMP 5.7； EDQM（CoE）GP 指南第 7 章	应保存相应的库存和配送发放记录。 应有控制库存水平、库存周转、批次控制和盘点的程序	• 关键物料的库存水平列表； • 库存控制（例如：先进先出、有效期、批次控制）证据； • 关键物料批次控制证据； • 库存报告/库存控制记录； • 系统与实际库存的核对
SD 007 2004/33/EC 附录Ⅳ 2005/62/EC 附录 7.3	自体输血	PIC/S 12.4； EDQM（CoE）准则第 7 章，标准第 7 章，GP 指南 7.6	应单独储存为特定目的采集的自体血液和血液成分	• SOP/培训记录； • 现场察看
SD 008 2005/61/EC	可追溯性的总体原则	EDQM（CoE）GP 指南第 1 章，4.2	应保证血液、血液成分和物料的全程可追溯性	• 追溯检查； • 库存/非库存申请单； • 发放说明； • 入库检查； • 血库信息系统； • 物流记录； • 血液分拣单及运输记录； • 血站信息系统发生故障等意外事件时的库存转移应急记录

表 18（续）

[**Table 18**（Continued）]

标准条款号和互认欧盟指令的条款 [Criterion No. and Primary Ref.（EU Dir.）]	子过程/控制点 (Sub - process/ Control Point)	互认标准的出处 (Cross-Ref. Source)	审核标准的说明 (Inspection Criterion Description)	示例性证据 (Example Evidence)
SD 009 2004/33/EC 附录Ⅳ	血液及血液成分运输的总体原则	PIC/S 12.10，12.11；EDQM(CoE)准则第4章和第5章，标准第5章和第7章，GP指南第5章、第7章和第8章	应有数据能证明在整个血液运输过程中，血液始终处于规定的温度范围之内。 血液及血液成分运输时应使用坚固、隔热性能好、易于清洁的运输箱进行包装，以免受到损害，并且维持在可接受的温度范围内。 运输容器应定期清洁。 血液成分的运输与储存条件、包装方式和涉及责任人，应符合各方（献血点至血站或血站至医院）协商的程序要求。 如果储存和运输被分包，那么相关的要求必须采用书面合同加以明确	• 运输条件的验证； • SOP/培训记录； • 血站和用血机构之间关于责任和条件的协议； • 运输记录； • 清洁记录； • 血液泄漏处置的 SOP
SD 010 PIC/S 11.3，11.4	血液采集后转运	EDQM(CoE)准则第3章，GP指南4.3、第5章和第7章	针对不同的血液成分制备要求，应采用合适的温度和时间等条件，将从采血部门采集的血液运输到成分制备部门	• 运输规范； • 验证记录； • 运输记录； • 现场察看
SD 011 参照 GMP 和 GP	冷藏车	GMP 5.24； EDQM（CoE）GP指南4.3，第5章和第7章	应验证、清洁和维护冷藏车，以确保物料/血液成分在要求的温度下运输	• 冷藏车规范； • 冷藏车的验证记录； • 冷链单元的维护记录； • 温度监控记录； • 清洁记录； • 环境监控记录

表 18（续）

[**Table 18**（Continued）]

标准条款号和互认欧盟指令的条款 [Criterion No. and Primary Ref. （EU Dir.）]	子过程/控制点（Sub – process/ Control Point）	互认标准的出处（Cross-Ref. Source）	审核标准的说明（Inspection Criterion Description）	示例性证据（Example Evidence）
SD 012 当地政策和程序	医院的用血申请		用血申请应依据程序执行。 用血申请单应书面确认。 对发放时限、巨细胞病毒（CMV）阴性和辐照产品等有特殊要求的血液发放时应有文件化的规定。 应建立以下程序文件： • 血液紧急发放； • 交叉配血相合血液申请的接收及处理	• SOP/培训记录； • 血液申请记录； • 服务对象投诉记录； • 现场察看
SD 013 2005/62/EC 附录 7，9.1	发放	GDP 第 6 章 ~ 第 15 章	应建立安全稳定的血液成分发放系统。 血液的发放和申请应协调统一。血液发放应根据程序文件执行。 应建立信息系统故障时的血液发放程序文件。 当信息系统恢复工作时应更新计算机记录。 应建立自体捐献血液发放的程序文件。 应建立让步放行（与规范有偏离）的 SOP。 让步放行应经医疗许可到指定患者。 受血者在接受咨询后应签署接受风险的知情同意书	• SOP/培训记录； • 血液发放记录； • 纠正预防措施记录； • 服务对象的投诉记录； • 现场察看； • 签署的知情同意书

表 18（续）

[**Table 18**（Continued）]

标准条款号和互认欧盟指令的条款 [Criterion No. and Primary Ref.（EU Dir.）]	子过程/控制点（Sub - process/Control Point）	互认标准的出处（Cross-Ref. Source）	审核标准的说明（Inspection Criterion Description）	示例性证据（Example Evidence）
SD 014 2005/62/EC 附录 7.6	血液的退回	EDQM（CoE）准则第 4 章，GP 指南第 7 章； PIC/S 12.12	退库的血液及血液成分，只有血站完成了所有的质量相关检查程序，并确保血液成分完好时，方可再发放。如果血液成分被退回，应采取以下步骤： ● 在医院与血站之间签订的合同中明确血液冷链维持和血液退回程序。 ● 每一次血液成分退回均需有清单，并附书面声明，说明血液成分储存条件符合要求，且在退回前进行了检查，同时有签名和日期。 ● 血袋上至少留有一段热合密封好的完整留样辫	• SOP/培训记录； • 外观检查； • 合同； • 记录
SD 015 参照 GDP	重要事件和灾害	GDP（2013/C 343/01）	建立血站处理医院反馈“重要事件”的程序文件。 建立血站建筑房屋、设备设施及人员的应急预案/灾害恢复等程序。适当时，可以和其他卫生及应急机构联合启动应急程序，应对可能发生的事件	• 重要事件及其应急预案； • 培训及知晓记录

3.9 合同管理（Contract Management）

合同管理见表 19。

表 19 合同管理

（Table 19 Contract Management）

标准条款号和互认欧盟指令的条款 [Criterion No. and Primary Ref.（EU Dir.）]	子过程/控制点 (Sub－process/Control Point)	互认标准的出处 (Cross-Ref. Source)	审核标准的说明 （Inspection Criterion Description）	示例性证据 （Example Evidence）
涵盖的过程：2005/62/EC 附录 8 合同管理 [Process(es) Covered：2005/62/EC—Annex 8 Contract Management]				
CM 001 2005/62/EC 附录 8	第三方协议	EDQM(CoE)GP 指南第 1 章和第 8 章； GMP 7.1，7.2，7.9~7.17	书面合同应清楚写明第三方承担的工作内容： ● 供方职责（例如：授权人员批放行）； ● 必须达到的标准（相关的产品和服务，例如：可接受的停机时间）； ● 维护/维修措施； ● 服务连续性/应急恢复措施； ● 出现产品缺陷或未能履行服务条款时的相关赔偿和责任。 供方拟进行变更应以书面形式告知血站。 合同签署过程应包括： ● 在签署合同前进行检查确保供方满足血站的需求（例如：通过供应商审核或问卷调查）； ● 对入库的产品进行适宜的检查，以确定其是否符合要求； ● 生产商应提供关键物料的符合性/分析证书； ● 为保证产品，尤其是有保质期的产品能稳定满足使用的要求，应进行适宜的检查； ● 为分析和解决问题，应定期同关键物料或提供服务的供方联络。 规定供应商校验周期（工艺、物料、设备）。周期的长短依据风险而定	● 包括职责在内的相关合同记录； ● 供应商审计报告； ● 合同方的报告，例如：质量控制数据； ● 与第三方公司（如其服务影响血液制品）签署和执行合同的政策及 SOP； ● 生产商应向血站提供的分析证书

表 19（续）
[**Table 19**（Continued）]

标准条款号和互认欧盟指令的条款 [Criterion No. and Primary Ref.（EU Dir.）]	子过程/控制点（Sub－process/Control Point）	互认标准的出处（Cross-Ref. Source）	审核标准的说明（Inspection Criterion Description）	示例性证据（Example Evidence）
CM 002 参照 GMP 和 GP	缺陷/召回/不符合项	GMP 7.3，7.13，第 8 章； EDQM（CoE）GP 指南第 9 章	生产、分析和配送记录及参考样品由供方保存，或在血站遇到投诉/召回时能获取	• 生产、分析和配送记录及参考样品； • 供方关于缺陷/召回程序的 SOP
CM 003 参照 GMP 和 GP	买方职责	GMP 7.3~7.8； EDQM（CoE）GP 指南第 1 章，第 8 章和第 10 章	定期随访/审核供方。 提供依规正确履行合同所需的信息。 对相关问题的提醒，这些问题可能对设施、设备、人员、其他物料或产品造成危害。 确保供方交付的所有加工产品和物料符合其规格或由授权人员放行。 保留对终产品的终极责任（这不意味着如果供方被证实有过错，买方就向供方追偿）	• 书面合同和相关信函； • 质量控制数据； • 审计报告； • 合同审核报告

表 19（续）

[Table 19（Continued）]

标准条款号和互认欧盟指令的条款 [Criterion No. and Primary Ref.（EU Dir.）]	子过程/控制点 (Sub - process/ Control Point)	互认标准的出处 (Cross-Ref. Source)	审核标准的说明 (Inspection Criterion Description)	示例性证据 (Example Evidence)
CM 004 参照 GMP 和 GP	供方职责	GMP 7.6~7.9；EDQM（CoE）GP 指南第 1 章，第 8 章和第 10 章	具备足够的场地和设备、知识、经验，以及胜任的人员，能够圆满完成买方要求的工作。 确保所有产品或物料适合其预期用途。 未经买方事先评估和批准，不得将任何工作移交给分包方。 应保证与分包方签署的协议中提供的生产分析信息与提供给原始买卖双方的信息一致。 供方应避免任何可能对买方生产和/或分析的产品质量产生不利影响的活动。 当因某种原因终止活动的情况下，存档标本（后期调查/事件所需）将转移给其他有许可证的供方或买方	• 服务提供商的资质和经验； • 承包商厂房/设施详情； • 质量控制数据； • 合同接受方对任何其他分包第三方的明确指定； • 供应商审核报告
CM 005 参照 PIC/S 和 GP	第三方运输	PIC/S 12.11；EDQM（CoE）GP 指南第 7 章和第 8 章	血液成分的运输和储存条件、包装形式及涉及人员的责任应按照合同双方商定的程序执行	• 运输条件验证数据； • 合同和说明

表 19（续）

[**Table 19**（Continued）]

标准条款号和互认欧盟指令的条款 [Criterion No. and Primary Ref. (EU Dir.)]	子过程/控制点 (Sub - process/ Control Point)	互认标准的出处 (Cross-Ref. Source)	审核标准的说明 (Inspection Criterion Description)	示例性证据 (Example Evidence)
关于稀有血型登记和进口稀有血型政策的合同安排说明				
Note 1	稀有血型登记	国际输血协会（ISBT）稀有献血者工作组	欧盟法规没有涵盖这一内容。一般而言，给对共同抗原产生免疫抗体的患者输血应按特定患者处置	处理和使用稀有血型成分的更多信息可从 ISBT 稀有献血者工作组获得（www. isbt-web. org）
Note 2		国际稀有献血者小组（IRDP）	IRDP 是在世界卫生组织（WHO）和 ISBT 的联合组织下成立的，目的是促进各国间稀有血液的快速发现和调剂。该小组目前拥有来自 27 个国家的稀有献血者的详细资料，以及世界各地冷冻血库的库存信息。 IRDP 的召集和维护由英国布里斯托尔国际血型参考实验室（IBGRL）完成，授权用户可通过网站（https：//rare. blood. co. uk/RareDonor/Login/Default. aspx）访问 IRDP 数据库	IBGRL 仅限医疗专业人员使用，可为临床提供稀有血液。 可通过电子邮件（rare. donor@nhsbt. nhs. uk）向 IBGRL 提交申请
Note 3		ISBT 工作组报告	• 进口稀有血液的政策； • 稀有血液需求申请表； • 申请稀有血液流程图	

3.10 不符合项（Non-conformance）

不符合项见表20。

表20　不符合项
（Table 20　Non-conformance）

标准条款号和互认欧盟指令的条款［Criterion No. and Primary Ref.（EU Dir.）］	子过程/控制点（Sub－process/Control Point）	互认标准的出处（Cross-Ref. Source）	审核标准的说明（Inspection Criterion Description）	示例性证据（Example Evidence）
涵盖的过程：2005/62/EC　附录9　不符合项 ［Process(es) Covered：2005/62/EC—Annex 9　Non-conformance］				
9.1　偏差（Deviations）				
NC 001 2005/62/EC 附录9.1	让步、过程偏差和产品不符合项	GMP 5.15，5.61，5.62，5.64； EDQM（CoE）GP指南第1章，第5章和第9章	有关于以下方面的文件化程序： • 临床让步（为指定病人献血）； • 过程偏差； • 产品不符合项	• 现场察看； • SOP/培训记录； • 记录
9.2　投诉（Complaints）				
NC 002 2005/62/EC 附录9.2	受血者及献血者投诉	GMP第8章，第Ⅲ部分“ICH Q9指南”； PIC/S第15章； EDQM（CoE）GP指南第1章，第5章和9.2	有记录、调查和解决投诉（包括受血者投诉和献血者投诉）的文件化程序	• 现场察看； • SOP/培训记录； • 记录； • 年度统计数据

表 20（续）

[**Table 20**（Continued）]

标准条款号和互认欧盟指令的条款 [Criterion No. and Primary Ref.（EU Dir.）]	子过程/控制点 (Sub - process/ Control Point)	互认标准的出处 (Cross-Ref. Source)	审核标准的说明 (Inspection Criterion Description)	示例性证据 (Example Evidence)
9.3 收回（Recall）				
NC 003 2005/62/EC 附录 9.3	收回和处置 向主管部门报告	GMP 3.23，5.61，8.20，8.22~8.31； PIC/S 第 15 章； EDQM（CoE）GP 指南第 1 章，第 5 章和 9.3	针对被拒收、有缺陷、过期和过剩的血液，制定有效的收回、退回和处置程序。 收回程序包括对责任和要采取措施的描述，还包括向主管部门报告	• 退回/收回血液的隔离及标识； • 收回血液记录； • 退回说明； • 报告说明； • SOP/培训记录
NC 004 2005/62/EC 附录 9.3 第 3 款	溯源（回顾）程序	GMP 第 8 章； PIC/S 第 15 章； EDQM（CoE）准则第 10 章，标准 9.3、第 10 章，GP 指南第 1 章、第 5 章和 9.3	针对不良事件/输血反应和/或血液收回，应在预先规定的时限内采取措施，并追溯所有相关血液成分（注意：调查的目的是确定任何可能会因其所献血液引起输血反应的献血者，并找出此献血者捐献的其他血液成分，以及通知医院和已使用该献血者捐献的血液成分的受血者可能存在发生输血反应的风险）	• SOP（追溯）/培训记录（行动计划的）； • 行动计划； • 记录

表 20（续）

[**Table 20** (Continued)]

标准条款号和互认欧盟指令的条款 [Criterion No. and Primary Ref. (EU Dir.)]	子过程/控制点 (Sub - process/ Control Point)	互认标准的出处 (Cross-Ref. Source)	审核标准的说明 (Inspection Criterion Description)	示例性证据 (Example Evidence)
9.4 纠正预防措施（CAPA）[Corrective and Preventive Actions (CAPA)]				
NC 005 2005/62/EC 附录 9.4 第 1 款	不合格品	GMP 5.61~5.65，8.16； PIC/S 5.5，5.6； EDQM(CoE)GP 指南第 1 章，第 5 章和 9.4	最终报废或已经确认的不合格品应留有审核痕迹（包括贴签、分区及隔离）	• SOP/培训记录； • 隔离区现场察看； • 生物危害报废列表； • 报废记录
NC 006 2005/62/EC 附录 9.4 第 3 款	不良事件的管理/纠正预防措施	GMP 5.15，第 8 章； EDQM(CoE)GP 指南第 1 章，第 5 章和 9.4	所有的差错和事故都应记录在案并进行调查，以采取纠正预防措施。 有针对下列不良事件的文件化程序： • 质量事故/纠正预防措施； • 严重献血不良事件*； • 患者不良事件*。 纠正预防措施应及时和恰当。 应及时关闭不良事件	• SOP/培训记录； • 不良事件记录； • 原因分析记录； • 不良事件升级/处置记录； • 不良事件趋势分析； • 针对不良事件组织的广泛学习

* 请参阅本手册的 3.12。

3.11 内部审核、审核及改进（Self-inspection，Audits and Improvements）

内部审核、审核及改进见表 21。

表 21　内部审核、审核及改进

（Table 21　Self-inspection，Audits and Improvements）

标准条款号和互认欧盟指令的条款 [Criterion No. and Primary Ref.（EU Dir.）]	子过程/控制点 (Sub-process/Control Point)	互认标准的出处 (Cross-Ref. Source)	审核标准的说明 (Inspection Criterion Description)	示例性证据 (Example Evidence)
涵盖的过程：2005/62/EC　附录 10　内部审核、审核及改进 [Process(es) Covered：2005/62/EC—Annex 10　Self-inspection，Audits and Improvements]				
SE 001 参照 GMP 和 GP	审核	GMP　1.11，1.12，第 9 章，第Ⅲ部分"ICH Q9 指南"； EDQM（CoE）GP 指南第 1 章和第 10 章	内部和外部审核得到相应的响应、跟进和及时关闭	• 改进计划； • 跟进到结束的证据
SE 002 2002/98/EC 第 11 条 2005/62/EC 附录 10.1	内部审核的范围和时间安排	PIC/S 5.9~5.10； EDQM（CoE）GP 指南第 1 章和第 10 章	内部审核或审核系统贯穿所有操作环节，以验证各环节是否与指令附录中的标准相符，并定期开展审核（2005/62/EC，附录 10.1）。 制定审核方案时，应考虑审核范围、过程的重要性（例如：相关风险）和以往审核的结果。 应按计划定期开展涵盖全过程的内部审核，并记录存档	• 审核计划（包括所有相关环节/部门）； • 审核指南/审核表（包括相关标准）； • SOP/培训记录； • 审核报告； • 纠正预防措施报告； • 审核配档表； • 不符合项的趋势

表 21（续）

[**Table 21**（Continued）]

标准条款号和互认欧盟指令的条款 [Criterion No. and Primary Ref. （EU Dir.）]	子过程/控制点 (Sub-process/Control Point)	互认标准的出处 (Cross-Ref. Source)	审核标准的说明 (Inspection Criterion Description)	示例性证据 (Example Evidence)
SE 003 2005/62/EC 附录 10.1	审核员资格	PIC/S 5.9； EDQM(CoE)GP 指南第 2 章和第 10 章	由独立于受审核区域/部门的经培训/授权人员进行内部审核。 定期审核审核组长/审核员的培训项目是否有效。 实习审核员应受到监管。 内部审核由质量保证部门负责	• 培训计划； • 审核员认证； • 审核员培训记录； • 工作岗位职责（单独列出）
SE 004 2005/62/EC 附录 10.2	差错/改进的跟进	PIC/S 5.10； EDQM(CoE)GP 指南第 1 章，第 9 章和第 10 章	记录所有结果，并及时有效地采取适当的纠正预防措施。 所有审核结果都记录在案，并向管理层报告。采取适当的纠正措施。 受审核部门的管理层应确保采取措施，及时消除发现的不符合项及其原因。后续活动包括验证所采取措施的效果和报告验证结果。 及时有效地完成/记录/存档纠正措施	• 审核报告； • 整个组织的系统性失误的证据； • 纠正预防措施报告； • 审核结束报告； • 重复再现的不符合项的证据

3.12 严重不良反应和事件的追溯及通报（Traceability and Notification of Serious Adverse Reactions and Events）

严重不良反应和事件的追溯及通报见表22。

表22 严重不良反应和事件的追溯及通报

（Table 22 Traceability and Notification of Serious Adverse Reaction and Events）

标准条款号和互认欧盟指令的条款 [Criterion No. and Primary Ref. （EU Dir.）]	子过程/控制点 (Sub - process/ Control Point)	互认标准的出处 (Cross-Ref. Source)	审核标准的说明 (Inspection Criterion Description)	示例性证据 (Example Evidence)
涵盖的过程：2005/61/EC 严重不良反应和事件的追溯及通报 [Process(es) Covered：2005/61/EC—Traceability and Notification of SAR and SAE]				
TR 001 2002/98/EC 第14条	可追溯性	EDQM(CoE)准则第10章，标准第10章，GP指南第1章、第9章、11.1； PIC/S 9.3	应建立一套识别系统，用于每一份血液及血液成分的识别，确保从献血者到受血者的全过程具有可追溯性	• 质量管理体系； • 质量方针
TR 002 2005/61/EC 第1条	血站与医院的沟通	GMP 5.3，5.27，第7章； EDQM(CoE)准则第10章，标准第10章，GP指南第1章和第8章	应建立一系列SOP，用于追溯每次献血及血液成分，既从献血者追溯到血液最终去向（无论是受血者、医药产品生产商还是报废处理）的全过程，也能从末端逆向追溯到献血者。 这个追溯过程应覆盖“血站”和“医院血库”（包括医院和治疗场所）的所有责任。 为医院提供血库服务的血站，在发放输注用血液/血液成分时，还需建立SOP，用以核实发放的每份血液是否已输注给预期的受血者，无论输否都应核实其后续处置措施	• SOP（包括紧急情况）/培训记录； • 合同和附件

表 22（续）

[**Table 22**（Continued）]

标准条款号和互认欧盟指令的条款 [Criterion No. and Primary Ref.（EU Dir.）]	子过程/控制点 (Sub - process/ Control Point)	互认标准的出处 (Cross-Ref. Source)	审核标准的说明 (Inspection Criterion Description)	示例性证据 (Example Evidence)
TR 003 2002/98/EC 第 14 条第 3 款 2005/61/EC 第 4 条和附录 I	数据记录的可追溯性	GMP 附录 16； EDQM (CoE) GP 指南 5.5	数据应至少保存 30 年，包括以下数据： • 血站识别信息； • 献血者身份信息； • 血袋信息； • 每袋血液成分信息； • 采集日期（年/月/日）； • 获得血液/血液成分的医疗机构，或后续处置信息； • 血液成分供应者信息； • 已发放的血液成分信息； • 受血者身份信息； • 未输注血液经确认的后续处置信息/已输注血液的输血日期/未输注血液后续处置日期(年/月/日)； • 血液成分批号 注：有些血站只有血液运送、交接到供血医院之前的记录。	血液的预订、运输和接收记录(包括紧急情况)，血液储存、标识和验证记录（发放前后），血液成分发放、运送至医院、分发至病房、血液成分管理、血液退库、隔离、输注后空血袋处置等记录

表 22（续）

[**Table 22**（Continued）]

标准条款号和互认欧盟指令的条款 [Criterion No. and Primary Ref. （EU Dir.）]	子过程/控制点 (Sub - process/ Control Point)	互认标准的出处 (Cross-Ref. Source)	审核标准的说明 (Inspection Criterion Description)	示例性证据 (Example Evidence)
TR 004 2005/61/EC	可追溯性	GMP 5.3，5.27，附录 11 和附录 17；EDQM (CoE) GP 指南第 1 章，第 5 章和第 9 章	应建立从物料接收到发出的可追溯性程序，有物料收发的详细记录	• 库存/非库存请购单； • 送货单
TR 005 2002/98/EC 第 14 章，第 15 条	向血站通报严重不良反应（SAR）和严重不良事件（SAE）	EDQM (CoE) 准则第 10 章，标准第 10 章，GP 指南第 5 章	应建立血站和输血医疗机构的沟通程序，记录输血过程并在发生任何 SAR 时及时通知血站。SAR 可以发生在受血者输血期间或输血后，SAR 可能与血液和血液成分质量或安全性有关	• SAR 和/或 SAE 记录表格
TR 006 参照 GMP 和 GP	血液采集和运输的审核痕迹	GMP 4.8，4.25；EDQM (CoE) GP 指南第 1 章和第 5 章	应制定程序，以确保有采集和运输血液及相关关键物品的有效审核痕迹。 所有记录均应完整准确填写，并交给有关部门	• 内部转运记录； • 某时段的配送单； • 医院配送单； • 样本接收记录
TR 007 2002/98/EC 第 15 条第 1 款	血液收回	EDQM (CoE) 准则第 10 章，标准第 10 章，GP 指南第 1 章、第 5 章和第 9 章	应建立准确、有效和可验证的涉及 SAE 或 SAR 的血液或血液成分收回程序	• SOP/培训记录； • 收回记录（如有）

表 22（续）

[**Table 22**（Continued）]

标准条款号和互认欧盟指令的条款 [Criterion No. and Primary Ref.（EU Dir.）]	子过程/控制点 (Sub - process/ Control Point)	互认标准的出处 (Cross-Ref. Source)	审核标准的说明 (Inspection Criterion Description)	示例性证据 (Example Evidence)
TR 008 2002/98/EC 第 15 条 2005/61/EC 附录Ⅰ~附录Ⅲ	SAR 和 SAE 的通报	EDQM(CoE)准则第 10 章，标准第 10 章，GP 指南第 1 章、第 5 章和第 9 章	与 SAE 有关的血液和血液成分的情况都必须通报主管部门，这些信息包括采集、检测、加工、储存和配送等信息（这些过程可能会影响血液质量和安全）。在输血期间或输血后所观察到的任何 SAR，也可能与血液和血液成分的质量和安全有关	SAE 通报表单，以便快速处理和确认： ● 报告机构； ● 报告人； ● 报告日期（年/月/日）； ● SAE 发生日期（年/月/日）； ● 原因分析（经确认）； ● 已采取的纠正措施（经确认）
TR 009 2005/61/EC 第 5 条和附录Ⅱ的 A 部分和 B 部分	SAR 的通报（包括输血相关性级别）	EDQM(CoE)准则第 10 章，标准第 10 章	应制定程序，以确保血站在搞清输血相关性级别为 2 级或 3 级 SAR 的相关信息后尽快上报主管部门	SAR 通报表单，以便快速处理和确认： ● 报告机构； ● 报告人； ● 报告日期（年/月/日）； ● 发生 SAR 及输血日期（年/月/日）； ● 受血者的年龄/性别； ● 导致 SAR 的血液/血液成分； ● SAR 类型； ● 输血相关性级别（0~3）； ● SAR 类型的改变（经确认）； ● 临床后果（如已知）

表 22（续）

［**Table 22**（Continued）］

标准条款号和互认欧盟指令的条款 ［Criterion No. and Primary Ref.（EU Dir.）］	子过程/控制点 （Sub－process/Control Point）	互认标准的出处 （Cross-Ref. Source）	审核标准的说明 （Inspection Criterion Description）	示例性证据 （Example Evidence）
TR 010 2005/61/EC 第 5 条和附录Ⅱ的 D 部分	SAR 年度总结报告	EDQM（CoE）准则第 10 章，标准第 10 章	SAR 常规年度报告至少应包含以下信息： • 报告机构； • 报告周期内（12 个月）发放血液数量、受血者人数、输注血液数量； • 确认为 SAR 的总数（按类型和输血相关性级别划分）	• 向主管部门提交的年度报告
TR 011 2005/61/EC 第 6 条和附录Ⅲ的 C 部分	SAE 年度总结报告	EDQM（CoE）准则第 10 章，标准第 10 章	SAE 常规年度报告至少应包含以下信息： • 报告机构； • 报告周期（12 个月）； • 血液及血液成分加工总量； • 与血液成分相关的 SAE 发生总数：按照全血采集、单采成分血、血液检测、成分加工、储存、配送、物料或其他因素等环节产生的偏差进行细分	向主管部门提交的年度报告中，应包括对下列偏差的说明（解释）： • 产品缺陷； • 设备故障； • 人为差错； • 按规定的其他因素

3.13 信息技术（Information Technology）

信息技术见表23。

表23 信息技术

（Table 23 Information Technology）

标准条款号和互认欧盟指令的条款 [Criterion No. and Primary Ref.（EU Dir.）]	子过程/控制点 （Sub－process/Control Point）	互认标准的出处 （Cross-Ref. Source）	审核标准的说明 （Inspection Criterion Description）	示例性证据 （Example Evidence）
IT 001 GMP 附录 11	关键系统/软件	GMP 4.9，6.16，附录 11.1，附录 11.4，附录 11.5，附录 11.8，附录 11.14；EDQM（CoE）GP 指南 4.2，附录 3	应对用于结果计算的软件和电子表格等进行验证。 用于结果计算的软件和电子表格等应受到保护，防止非授权人员篡改	• 所有在用系统的验证报告； • SOP/培训记录； • 结果记录
IT 002 GMP 附录 11	数据控制	GMP 4.9，附录 11.5，附录 11.6，附录 11.9；EDQM（CoE）GP 指南 4.2，附录 3	手工输入关键数据（例如：实验室检测结果）时，应由第二名授权人员进行独立核实。 数据库修改应在批准前由授权人员进行检查，并在完成后进行审核，以确保准确	• 程序察看； • 审核痕迹（电子记录和文件）； • SOP/培训记录； • 数据库修改记录

表 23（续）
[**Table 23**（Continued）]

标准条款号和互认欧盟指令的条款 [Criterion No. and Primary Ref. （EU Dir.）]	子过程/控制点 (Sub－process/ Control Point)	互认标准的出处 (Cross-Ref. Source)	审核标准的说明 (Inspection Criterion Description)	示例性证据 (Example Evidence)
IT 003 GMP 附录 11	访问控制	GMP 附录 11.5～附录 11.17； EDQM(CoE) GP 指南 4.2，附录 3	只有因工作需要且受过相应培训的员工和第三方人员才能登录访问。 被授权后（分级授权）方可进行下列各项活动：数据输入、修改、阅读及打印。应制定防止非授权访问的措施，例如：设置个人识别码或密码，并定期修改。 应制定用于规范下列行为的 SOP：创建新用户、修改现有用户、停用或删除用户	• 操作过程的现场察看； • SOP/培训记录； • 信息系统或部分系统的新用户的授权记录； • “离职者”的访问权限撤销记录
IT 004 GMP 附录 11	环境	GMP 附录 11； EDQM(CoE) GP 指南第 3 章，4.2，附录 3	IT 设备存放地点应符合生产商说明书中关于温度、湿度的要求，并妥善防护，避免非授权人员接触，并避免火灾、洪水及其他风险。同时也应设置防火墙或其他软件，防止其他未经授权的访问（例如：黑客入侵）	• 现场察看； • 温度记录和湿度记录
IT 005 GMP 附录 11	软件代码和配置	GMP 附录 11.4，附录 11.10； EDQM(CoE) GP 指南 4.2，附录 3	应对软件代码和配置的变更进行批准、控制和验证，并进行记录	• SOP/培训记录； • 验证记录和变更控制记录

表 23（续）

[**Table 23**（Continued）]

标准条款号和互认欧盟指令的条款 [Criterion No. and Primary Ref.（EU Dir.）]	子过程/控制点 (Sub－process/Control Point)	互认标准的出处 (Cross-Ref. Source)	审核标准的说明 (Inspection Criterion Description)	示例性证据 (Example Evidence)
IT 006 GMP 附录 11	数据备份和储存	GMP 附录 11.7； EDQM (CoE) GP 指南 4.2，附录 3	应对关键业务数据进行备份。 用于备份的载体（例如：磁带）的使用和储存应符合生产商说明书中关于温度、湿度的要求。 备份应安全储存，以防火、防盗或防止其他风险。为控制风险，备份载体与被备份的设备应分开储存（最好是保存在另一个地方），并能在可接受的时间内完成系统恢复。 备份程序应定期进行测试	• 现场察看； • SOP； • 备份记录； • 备份测试或实际数据恢复的记录
IT 007 GMP 附录 11	应急计划/系统恢复	GMP 附录 11.1，附录 11.11，附录 11.13，附录 11.16； EDQM (CoE) GP 指南 4.2，附录 3	应制定系统恢复程序（取决于系统的危险程度）。 恢复程序应定期进行测试。 应制定备用的血液和血液成分放行程序，用于在计算机系统故障期间的血液放行。 主系统恢复后应及时更新计算机记录	• SOP/培训记录； • 恢复测试或实际恢复的记录

表 23（续）
[**Table 23**（Continued）]

标准条款号和互认欧盟指令的条款 [Criterion No. and Primary Ref. （EU Dir.）]	子过程/控制点 (Sub - process/ Control Point)	互认标准的出处 (Cross-Ref. Source)	审核标准的说明 (Inspection Criterion Description)	示例性证据 (Example Evidence)
IT 008 GMP 附录 11	由第三方解决的问题	GMP 附录 11.3，附录 11.13	应制定涉及第三方解决问题的程序文件，包括原因分析和实施有效的纠正措施。 血站应监控涉及第三方的问题，并在双方之间达成解决共识	• 合同/服务水平协议； • SOP/培训记录； • 调查和纠正措施的相关记录
IT 009 GMP 附录 11	产品发放	GMP 附录 11.2，附录 11.15； EDQM (CoE) GP 指南 4.2，附录 3	使用计算机系统发放血液成分时，被授权人员在发放每袋血液成分时的职责应界定明确（见 3.7.6 “全血和血液成分的发放” RB 001）。 不合格品应在信息系统被锁定时不能发放	• 现场察看； • 岗位说明； • SOP/培训记录； • 访问记录； • 审核痕迹

附录 I

>>> 内部审核流程筹备文件（Preparatory Documents for the Self-inspection Process）

1 内部审核记录/审核痕迹

内部审核记录/审核痕迹见附表 1。

（1）目的

制定筹备文件的目的是根据欧盟法规和指南提供标准化的内部审核/审核痕迹记录，这些记录是 EuBIS 项目组制定的“审核框架”的一部分。内部审核记录/审核痕迹文件的意义在于帮助那些在其血站内依据欧洲血液法规的要求必须执行内部审核/审核体系的人员。

附表 1 的模板能够使审核员在审核之前了解审核范围/内容和评估标准。在审核期间，模板可用于记录审核的详细信息，包括：审核参与者、审核发现/结果的有关文件资料和观察到的任何偏差或不符合项的类别。

（2）适用范围

本筹备文件是质量管理体系的一部分，涉及血站的外部审核和内部审核（例如：血液和血液成分的加工和检测）。

附表 1　内部审核记录/审核痕迹

(Enclose Table 1　Self-inspection Record/Audit Trail)

<table>
<tr><td colspan="3"></td><td colspan="4">质量管理体系（Quality Management System）</td><td colspan="2">EuBIS</td></tr>
<tr><td colspan="3">欧盟审核
(EU-Inspection)</td><td colspan="4">内部审核记录/审核痕迹
(Self-inspection Record/Audit Trail)</td><td colspan="2">第 1 页，共 4 页
(Page 1 of 4)</td></tr>
<tr><td colspan="5">范围（列出要审核的部门/流程）
[Scope（Name the Departments/Process to be Inspected）]</td><td colspan="4"></td></tr>
<tr><td colspan="2">文件编号（Document-Code)</td><td colspan="7">EuBIS WG-001</td></tr>
<tr><td>文件版本
(Document-Version)</td><td colspan="2"></td><td colspan="3">替换版本
(Replace Version)</td><td colspan="3"></td></tr>
<tr><td>标题（Title)</td><td colspan="8">EuBIS 血站内部审核记录/审核痕迹</td></tr>
<tr><td colspan="2">生效日期
(Effective Date)</td><td></td><td>截止日期
(Expiry Date)</td><td></td><td colspan="2">下次审核日期
(Date of Next Review)</td><td colspan="2"></td></tr>
<tr><td colspan="2">变更（Changes)</td><td></td><td colspan="6"></td></tr>
<tr><td colspan="3" rowspan="2">发放（Distribution)
可使用电子版作为副本
(The use of electronic copies is optional)</td><td>姓名/职位
(Name/Position)</td><td>副本编号
(Copy ID No.)</td><td colspan="2">姓名/职位
(Name/Position)</td><td colspan="2">副本编号
(Copy ID No.)</td></tr>
<tr><td></td><td></td><td colspan="2"></td><td colspan="2"></td></tr>
<tr><td colspan="2">编写人（Written by)</td><td></td><td colspan="4">复核人和授权人（Reviewed and Authorised by)</td><td colspan="2"></td></tr>
<tr><td colspan="2">日期（Date)</td><td></td><td colspan="4">日期（Date)</td><td colspan="2"></td></tr>
<tr><td colspan="2">人员姓名 [Name of Person(s)]</td><td></td><td colspan="4">人员姓名 [Name of Person(s)]</td><td colspan="2"></td></tr>
</table>

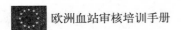

附表 1（续）

［**Enclose Table 1**（Continued）］

<table>
<tr><td colspan="2"></td><td colspan="3">质量管理体系（Quality Management System）</td><td>EuBIS</td></tr>
<tr><td colspan="2">欧盟审核
（EU-Inspection）</td><td colspan="3">内部审核记录/审核痕迹
（Self-inspection Record/Audit Trail）</td><td>第 2 页，共 4 页
（Page 2 of 4）</td></tr>
<tr><td colspan="3">范围（列出要审核的部门/流程）
［Scope（Name the Departments/Process to be Inspected）］</td><td colspan="3"></td></tr>
<tr><td>审核日期（Date of Audit）</td><td colspan="2"></td><td colspan="2">审核参考（Audit-Reference）</td><td></td></tr>
<tr><td>机构/部门（Organisation/Department）</td><td colspan="5">欧盟区域内血站：
——加工部门/区域
——检测部门/区域</td></tr>
<tr><td>拟审核的范围/流程（Scope/Processes Covered）</td><td colspan="5">例如：加工和检测的一般要求</td></tr>
<tr><td colspan="2">审核员（身份）［Auditor（ Role ）］</td><td colspan="3">姓名（Name）</td><td>签名（Signature）</td></tr>
<tr><td colspan="2">例如：审核组长</td><td colspan="3"></td><td></td></tr>
<tr><td colspan="2">例如：专家（同行审核）</td><td colspan="3"></td><td></td></tr>
</table>

附表 1（续）

[**Enclose Table 1**（Continued）]

	质量管理体系（Quality Management System）		EuBIS
欧盟审核 （EU-Inspection）	内部审核记录/审核痕迹 （Self-inspection Record/Audit Trail）		第 3 页，共 4 页 （Page 3 of 4）
范围（列出要审核的部门/流程） [Scope（Name the Departments/Process to be Inspected）]			
出席人员名单①（部门代表） [Attendance List （Department Representatives）]		首次会议 （Opening Meeting）	末次会议 （Closing Meeting）
身份（Role）	姓名（Name）	签名（Signature）	签名②（Signature）
审核引导员（Audit-Guide） （审核期间血站负责协调的人员） （Person from the Organisation Responsible for the Coordination during the Audit）			
参与的员工（Staff Involved）			
例如：血站主任			
例如：部门经理			
例如：首席技术人员			

① 出席人员名单：出席首次会议和末次会议的所有人员的完整清单。

② 在审核期间接受访谈的工作人员无需签名。这些人可以在审核报告中提及。

附表 1（续）

[**Enclose Table 1**（Continued）]

	质量管理体系（Quality Management System）		EuBIS
欧盟审核 （EU-Inspection）	内部审核记录/审核痕迹 （Self-inspection Record/Audit Trail）		第 4 页，共 4 页 （Page 4 of 4）
范围（列出要审核的部门/流程） [Scope（Name the Departments/Process to be Inspected）]			
EuBIS	记录（Record）		版本（Version）
标准编号 （Criterion No.）	审核标准或审核条款①/拟审核范围 （Inspection Criterion or Clause/Area Examined）	发现/证据 （Findings/Evidence）	结论/NCR/严重程度② （Conclusion/NCR/Severity）
PO 001	审核标准的示例 有足够数量的符合资质的工作人员完成血站承担的所有任务。每个员工可以清楚地理解其个人的职责并记录，其在机构内的职务和职责有明确界定		
PO 001	条款/范围的示例 条款：2002/98/EC 第 10 条，2005/62/EC 附录 2.0 和 GMP 第 2 章、附录 16 范围：一般人员		

① 条款：用于内部审核的标准（例如：GMP）。

② NCR，不符合项（例如：NCR 1）；严重程度，使用以下分类：严重、主要、其他（其他偏差）和观察项——参见 EuBIS 指南（审核标准和准则）。

2 内部审核总结报告

内部审核总结报告见附表 2。

（1）目的

根据相关的欧盟法规和指南提供标准化的内部审核总结报告，本报告是 EuBIS 项目组制定的“审核框架”的一部分（参见《欧洲血站审核的共同标准和准则》第 4 章）。内部审核总结报告的意义在于帮助那些在其血站内依据欧洲血液法规的要求必须执行内部审核/审核系统的人员。

附表 2 的模板使审核员能够总结不符合项、不符合项的严重程度和分类，并监督纠正措施的完成情况。内部审核总结报告应在末次会议期间提交给被审核方的管理层。被审核方可根据内部审核总结报告记录和管理针对不符合项所采取的纠正预防措施。

（2）适用范围

本筹备文件是质量管理体系的一部分，涉及血站的外部审核和内部审核（例如：血液和血液成分的加工和检测）。

附表 2 内部审核总结报告

（Enclose Table 2 Self-inspection Summary Report）

	质量管理体系（Quality Management System）		EuBIS
欧盟审核 （EU-Inspection）	内部审核总结报告 （Self-inspection Summary Report）		第 1 页，共 5 页 （Page 1 of 5）
范围（列出要审核的部门/流程） ［Scope（Name the Departments/Process to be Inspected）］			
文件编号（Document-Code）	EuBIS WG-001		
文件版本 （Document-Version）		替换版本 （Replace Version）	

附表 2（续）

[**Enclose Table 2**（Continued）]

<table>
<tr><td colspan="2"></td><td colspan="4">质量管理体系（Quality Management System）</td><td colspan="2">EuBIS</td></tr>
<tr><td colspan="2">欧盟审核
（EU-Inspection）</td><td colspan="4">内部审核总结报告
（Self-inspection Summary Report）</td><td colspan="2">第 2 页，共 5 页
（Page 2 of 5）</td></tr>
<tr><td colspan="5">范围（列出要审核的部门/流程）
[Scope（Name the Departments/Process to be Inspected）]</td><td colspan="3"></td></tr>
<tr><td>标题（Title）</td><td colspan="7">EuBIS 血站内部审核报告</td></tr>
<tr><td colspan="2">生效日期
（Effective Date）</td><td></td><td>截止日期
（Expiry Date）</td><td></td><td>下次审核日期
（Date of Next Review）</td><td colspan="2"></td></tr>
<tr><td colspan="2">更改（Changes）</td><td colspan="6"></td></tr>
<tr><td colspan="2" rowspan="2">发放（Distribution）
可使用电子版作为副本
（The use of electronic copies is optional）</td><td>姓名/职称
（Name/Position）</td><td>副本编号
（Copy ID No.）</td><td>姓名/职称
（Name/Position）</td><td colspan="3">副本编号
（Copy ID No.）</td></tr>
<tr><td></td><td></td><td></td><td colspan="3"></td></tr>
<tr><td colspan="2">编写人（Written by）</td><td></td><td colspan="3">复核人和授权人（Reviewed and Authorised by）</td><td colspan="2"></td></tr>
<tr><td colspan="2">日期（Date）</td><td></td><td colspan="3">日期（Date）</td><td colspan="2"></td></tr>
<tr><td colspan="2">人员姓名 [Name of Person(s)]</td><td></td><td colspan="3">人员姓名 [Name of Person(s)]</td><td colspan="2"></td></tr>
</table>

附表 2（续）

[**Enclose Table 2**（Continued）]

	质量管理体系（Quality Management System）		EuBIS
欧盟审核（EU-Inspection）	内部审核总结报告（Self-inspection Summary Report）		第 3 页，共 5 页（Page 3 of 5）
范围（列出要审核的部门/流程）[Scope（Name the Departments/Process to be Inspected）]			
审核日期（Date of Audit）		审核参考（Audit-Reference）	例如：审核编号
机构/部门（Organisation/Department）	机构/部门/科室/审核活动		
拟审核的范围/流程（Scope/Processes Covered）	审核范围（例如：血液分离）		
出席人员名单（部门代表）[Attendance List（Department Representatives）]	请参阅内部审核记录/审核痕迹		
审核员（身份）[Auditor（Role）]		姓名（Name）	签名（Signature）
例如：审核组长①			
例如：专家（同行审核）			

① 一般而言，内部审核总结报告只能由代表审核组的审核组长签署。

附表 2（续）

［**Enclose Table 2**（Continued）］

	质量管理体系（Quality Management System）	EuBIS
欧盟审核 （EU-Inspection）	内部审核总结报告 （Self-inspection Summary Report）	第 4 页，共 5 页 （Page 4 of 5）
范围（列出要审核的部门/流程） ［Scope（Name the Departments/Process to be Inspected）］		
A 部分　总体意见、致谢及备注（包括改进） ［Part A—General Observations，Acknowledgements and Remarks（Including Improvements）］		
总体意见（General Observations）		
致谢和备注（包括改进） ［Acknowledgements and Remarks（Including Improvements）］		

附表 2（续）

[**Enclose Table 2**（Continued）]

			质量管理体系（Quality Management System）		EuBIS		
欧盟审核（EU-Inspection）			内部审核总结报告（Self-inspection Summary Report）		第 5 页，共 5 页（Page 5 of 5）		
范围（列出要审核的部门/流程）[Scope（Name the Departments/Process to be Inspected）]							
B 部分　不符合项描述，包括分类和纠正预防措施（Part B—Description of Non-compliances Including Classification and CAPA）							
序号（No.）	不符合项描述，包括分类（严重程度）和条款 [Description of Non-compliances Including Classification（Severity）and Clause]	拟采取的纠正措施（Corrective Action to be Taken）	纠正预防措施完成的部门/人员/日期 [Corrective and Preventive Action（CAPA）to be Completed by: Dept. /Person/ Date]	纠正措施（Corrective Action）			
				完成（Taken）	未完成（Not Taken）	验证人（Verified by）	日期（Date）

附录Ⅱ

>>> 互认文件
(Documents Cross-referenced)

关于血液和血液成分的欧盟法规 (EU Legislation on Blood and Blood Components)

Directive 2001/83/EC of the European Parliament and of the Council of 6 November 2001 on the Community code relating to medicinal products for human use. Official Journal of the European Union L311, 28/11/2001, p. 67.

Directive 2002/98/EC of the European Parliament and of the Council of 27 January 2003 setting standards of quality and safety for the collection, testing, processing, storage and distribution of human blood and blood components and amending Directive 2001/83/EC. Official Journal of the European Union, L33, 8/02/2003, p. 30.

Commission Directive 2003/63/EC of 25 June 2003 amending Directive 2001/83/EC of the European Parliament and of the Council on the Community code relating to medicinal products for human use. Official Journal L159, 27. 6. 2003. p. 46.

Commission Directive 2004/33/EC of 22 March 2004 implementing Directive 2002/98/EC of the European Parliament and of the Council as regards certain technical requirements for blood and blood components. Official Journal of the European Union, L91, 30/03/2004, p. 25.

Commission Directive 2005/61/EC of 30 September 2005 implementing Directive 2002/98/EC of the European Parliament and of the Council as regards traceability requirements and notification of serious adverse reactions and events. Official Journal of the European Union, L256, 1/10/2005, p. 32.

Commission Directive 2005/62/EC of 30 September 2005 implementing

Directive 2002/98/EC of the European Parliament and of the Council as regards Community standards and specifications relating to a quality system for blood establishments. Official Journal of the European Union, L256, 1/10/2005, p. 41.

COMMISSION DIRECTIVE (EU) 2016/1214 of 25 July 2016 amending Directive 2005/62/EC as regards quality system standards and specifications for blood establishments. Official Journal of the European Union, L199/14, 26/07/2016.

欧洲 GMP 标准 [European Standards for Good Manufacturing Practice (GMP)]

EudraLex, The rules governing medicinal products in the European Union, Volume 4－EU Guidelines to Good Manufacturing Practice Medicinal Products for Human and veterinary Use, Chapter 1－9, European Commission, Enterprise and industry Directorate－General, 2010.

EudraLex, The rules governing medicinal products in the European Union, Annex 1－Manufacture of Sterile Medicinal Products. European Commission, Enterprise and industry Directorate－General, 2009.

EudraLex, The rules governing medicinal products in the European Union, Annex 2－Manufacture of Biological active substances and Medicinal Products for Human Use. European Commission, Enterprise and industry Directorate－General, 2013.

EudraLex, The rules governing medicinal products in the European Union, Annex 11－Computerised Systems, European Commission, Enterprise and industry Directorate－General, 2011.

EudraLex, The rules governing medicinal products in the European Union, Annex 12－Use of ionising radiation in the manufacture of medicinal products. European Commission, Enterprise Directorate－General, Working Party on Control of Medicines and Inspections, 2001.

EudraLex, The rules governing medicinal products in the European Union, Annex 14－Manufacture of medicinal products derived from human blood or plasma, European Commission, Enterprise Directorate－General, 2011.

EudraLex, The rules governing medicinal products in the European Union, Annex 15－Qualification and Validation, European Commission, Enterprise Directorate－General, October 2015.

EudraLex, The rules governing medicinal products in the European Union, Annex 17-Parametric release, European Commission, Enterprise Directorate-General, Working Party on Control of Medicines and Inspections, 2001.

EudraLex, The rules governing medicinal products in the European Union, Annex 19 - Reference and retention samples, Enterprise Directorate - General, Working Party on Control of Medicines and Inspections, 2001.

EudraLex, The rules governing medicinal products in the European Union, Part III GMP related documents-ICH guideline Q9 on quality risk management, EMA/CHMP/ICH/24235/2006, 14 European Medicines Agency (EMA), May 2014.

Guidelines (2013/C 343/01) on Good Distribution Practice of medicinal products for human use, 5th September 2013.

Council of Europe (CoE) -CD-P-TS (EDQM)

European Directorate for the Quality of Medicines & HealthCare (EDQM), European Committee (Partial Agreement) on Blood Transfusion (CD-P-TS), (Ed. Council of Europe). Guide to the preparation, use and quality assurance of blood components. 18th Edition, 2015.

Good Practice Guidelines for Blood Establishments and Hospital Blood Banks Required to Comply with EU Directive 2005/62/EC. Document TS066_ QMS elaborated under Grant agreement No. 2010 5305 by the European Directorate for the Quality of Medicines & HealthCare (EDQM) and the Commission of the European Union (December 2013) integrated in the Guide to the preparation, use and quality assurance of blood components, 2015.

ISO

ISO 3826-1: 2013 Plastics collapsible containers for human blood and blood components

PIC/S

Pharmaceutical Inspection Convention/Pharmaceutical Inspection Co-operation Scheme (PIC/PIC/S) PIC/S GMP Guide for blood establishments, PE-005-3, 25. September 2007.

附录Ⅲ

>>> 其他参考资料及相关出版物 (Additional References and Project Related Publications)

Minimum Requirements for Blood Bank Compliance with Article 14 (Traceability) and Article 15 (Notification of Serious Adverse Reactions and Events) of EU Directive 2002/98/EC. Published by the Irish Medicines Board and the Irish National Accreditation Board. Edited by IMB/INAB Expert Group on Blood and Blood Components and should be used in conjunction with the ISO15189 Standard (available via the IMB homepage).

Guide of Recommendations for Tissue Banking. Edited by SANCO-EQSTB Project participants. Recommendations has been developed as a result of a European project entitled *European Quality System for Tissue Banking* (EQSTB) co-funded by DG Sanco. http://sanco-eqstb. hospitalclinic. org/sanco/index. html.

These Guidelines have been produced as part of an EU funded project entitled 'European Union Standards and Training for the Inspection of Tissue Establishments' (see www. eustite. org).

Seidl C, Schellenberg E, Sobaga L, O'Connell M, van Kimpers P, McMillan Douglas A, Gorham M, Letowska M, de Wit J, Seifried E on behalf of the Project's participants. EU-Q-Blood-SOP: Development of European Quality Management in Transfusion Medicine. Transfusion Today 2006; 69: 8-10.

Seifried E, Seidl C (ed.) European standard operating procedure (SOP) methodology reflecting European best practice within the area adressing the qualtiy and safety of blood. Manual, Edition 1.0, 2007 published by the EU-Blood-SOP project cofunded by the European Commission, DG Sanco, Public Health and Risk Assessment Directorate (available under www. equal – blood. eu or www. eubis – europe. eu).

Seidl C, O'Connell M, Delaney F, McMillan Douglas A, Gorham M, van Krimpen P, Letowska M, Sobaga L, de Wit J, Erhard Seifried E. European best practice in blood transfusion: Improvement of quality related processes in blood establishments. ISBT Science Series, Vox Sanguinis, Volume 2 (1), 2007; 143–9.

Seidl C, Cermakova Z, Costello P, Delanay F, McMillan Douglas A, Siegel W, Slopecki A, Sobaga L, De Wit J, Seifried E. Development of Pan–European Standards and criteria for the inspection of blood establishments (Eu–Blood–Inspection) –EuBIS. ISBT Congress Macao, Vox Sanguinis Vol 95 (Supp 1): P525, 249, 2008.

Seidl C, Nightingale M, Brixner V, Müller – Kuller T, Costello P, van Galen JP, Sireis W, Sobaga L, deWit J, McMillan Douglas A, Delaney F, Siegel W, Cermakova Z, Seifried E. Blood transfusion in Europe: Differences and communalities leading to pan–European standards and criteria for the inspection of blood establishments. The EuBIS Project. Transfus Med Hemother, 2008.

Seidl C, Seifried E (Editors). Olga Todorovska (Macedonian Translation Co–editor) European Blood SOP Project. Manual on common standards for standard operating procedures. Edition 1.0, June 2010.

Seidl C, Seifried E (Editors) JM Cardenas (Spanish Editor): Normas y criterios comunes europeos para la inspeccion de centros de transfusion sanguinea, Informes, Estudios E Investigacion, 2011 Published by the Ministerio De Sanidad, Politica Social E Igualdad, Spain, 2011.

Seidl C, Seifried E (Editors) JM Cardenas (Spanish Editor): Guia de formacion sobre auditoas/inspecciones incluida decomentacion preliminar. Informes, Estudios E Investigacion, 2011 Published by the Ministerio De Sanidad, Politica Social E Igualdad, Spain, 2011.

Seidl C, Huber H, Müller–Kuller T, Sireis W, Aquilina A, Barotine–Toth K, Cardenas JM, Ceulemans J, Cermakova Z, Delaney F, Jansen van Galen JP, Grazzini G, Hinloopen B, Heiden M, Nightingale M, Pupella S, Sobaga L,

Teskrat F, deWit J, Seifried E. Blood collection and processing. Quality guidelines and standards reflecting common best practice standards referring to the EuBIS manual and guide. Vox Sanguinis-Science Series, 2012.

Seidl C, Seifried E. Chapter 11. Quality management and inspection in blood transfusion medicine. in.: Blood, Tissue and Cells from Human Origin (Ed. Follea G), ISBN 9789082031003, published by the European Blood Alliance (EBA), 2013.

Seidl C, Seifried E on behalf of the CATIE consortium (Grazzini G, CNS, Italy, Mail M, IPST, Portugal, Teskrat F (ASNM), France, Seitz R (PEI) Germany, Moror E (MSSSI), Spain). Training sessions for inspectors in the field of blood and blood components (CATIE). In: Transplantation and Transfusion, projects and actions for saving and improving the quality of life of citiziens by facilitating transplantation and blood transfusion in the European Union, ISBN 978-92-9200-0202-2, European Union, 2013.

Seidl C, Seifried E (ed.) on behalf of the project partners. Development of a pan-European standard operating procedure (SOP) methodology reflecting European best practice within the area addressing the quality and safety of blood (EU-Q-Blood-SOP). In: Transplantation and Transfusion, projects and actions for saving and improving the quality of life of citiziens by facilitating transplantation and blood transfusion in the European Union, ISBN 978-92-9200-0202-2, European Union, 2013.

Seidl C, Seifried E (ed.) on behalf of the project partners. Development of pan-European standards and criteria for the inspection of blood establishments (EU-Blood-Inspection, EuBIS). In: Transplantation and Transfusion, projects and actions for saving and improving the quality of life of citiziens by facilitating transplantation and blood transfusion in the European Union, ISBN 978-92-9200-0202-2, European Union, 2013.

Seidl C, Huber H, Teskrat F, Aquilina A, Ceulemans J, Cardenas JM, Amil M, Seitz R, Pupella S, Grazzini G, Vuk T, Strengers P, deWit J, van de Kerckhove P, Seifried E. Quality Management and Inspection of blood and blood componentns following GMP standards and the European directives. Vox Sanguinis 109 (Supp 1.1). P14, 2015.

附录Ⅳ

>>> 术语表 (Terminology)

术语表见附表 3。

附表 3 术语表

(Enclose Table 3 Terminology)

术语（Term）	定义（Definition）	出处（Source）
审核 (Audit)	由业内同行、内部质量体系审核员或认证机构审核员对程序、记录、人员职能、设备、物料、设施和/或供应商的文件审查，以评估其对发布的 SOP、标准或法律、法规的遵守情况	改写自 CoE 关于器官、组织细胞移植安全和质量保证指南（2007 年第 3 版）
同行审核 (Audit，Peer)	来自同一血站内不同岗位的审核员进行的审核。“同行”审核的血站存在多中心结构，可以提供来自不同岗位的拥有同等技能和知识的专家。或者，同行审核可以通过全国性的或区域性的血站之间的合作来组织	EuBIS

附表 3（续）

［**Enclose Table 3**（Continued）］

术语（Term）	定义（Definition）	出处（Source）
审核工作（Audit Programme）	通过系统而独立的检查以确定质量管理活动及其结果是否符合质量管理计划，以及质量管理计划是否得到有效执行、是否能够达到预期目标	CoE：EDQM 指南（2008 年第 14 版）
审核组（Audit-team）	由几名执行审核工作的人员组成的团队。审核组通常由两名审核员组成。一名审核员负责审核质量体系，在“同行”审核的情况下，也可以包括一名技术专家审核员	EuBIS
审核组长（Auditor，Lead）	审核组长负责协调审核组的活动，并提交内部审核中发现的问题和内部审核结果。在小规模血站中，审核通常由一名审核员完成	EuBIS
血液（Blood）	用于临床输注或生产血液制品而从献血者采集的全血	指令 2002/98/EC
成分血（Blood Component）	通过各种方法制备的用于临床治疗的血液成分（红细胞、白细胞、血小板、血浆）	指令 2002/98/EC
血站（Blood Establishment）	负责人体血液或血液成分的采集和检测，以及以输血为目的而进行血液加工、储存和配送相关各方面工作的任何机构或团体。不包括医院血库	指令 2002/98/EC
校准（Calibration）	在特定条件下建立的一系列操作，其目的在于评估测量仪器或测量体系的指示值或实物量具的显示值与对应参考标准的已知值之间的关系	EudraLex（欧盟药品管理法规）

附表 3（续）

[**Enclose Table 3**（Continued）]

术语（Term）	定义（Definition）	出处（Source）
洁净区 （Clean Area）	对颗粒物和微生物污染有明确环境控制标准的区域，其设立和使用的目的在于减少区域内污染物的引入、产生和滞留 注：环境控制的等级在《无菌医疗产品生产补充指南》（Supplementary Guidelines for the Manufacture of Sterile Medicinal Products）中有所规定。	EudraLex
洁净/封闭区 （Clean/ Contained Area）	以能够同时实现清洁和封闭双重目标的方式而建立和运行的区域	EudraLex
严重缺陷 （Deficiencies, Critical）	过程或程序文件中直接影响献血者或患者安全的任何缺陷（参见不符合项）	EMEA
主要缺陷 （Deficiencies, Major）	过程或程序文件中的严重不足，但其本身不影响献血者或患者的安全（参见不符合项）	EMEA
其他缺陷 （Deficiencies, Other Significant）	体系或过程中的不足，或者没有足够的信息将其划分为主要或严重缺陷（参见不符合项）	EMEA
配送 （Distribution）	将全血和成分血运送到其他血站、医院血库以及血液和血浆衍生品生产商的行为，不包括以输血为目的的全血和成分血的发放	指令 2002/98/EC
献血 （Donation）	从一个个体采集血液和血液成分用于输入其他个体（同种异体）或同一个体（自体）	EuBIS

附表 3（续）

[**Enclose Table 3**（Continued）]

术语（Term）	定义（Definition）	出处（Source）
献血者（Donor）	自愿献出用于治疗用途的血液并且无病史的正常健康人	理事会建议 98/463/EC
初次献血者（Donor，First Time）	从未捐献过血液的献血者	CoE：EDQM 指南
固定献血者（Donor，Regular）	在同一献血中心依照最短献血间隔（例如两年内）定期捐献血液的献血者	CoE：EDQM 指南 PIC/S GMP 指南
重复献血者（Donor，Repeat）	以前曾经献血但两年内在同一献血中心内未再献血的献血者	CoE：EDQM 指南 PIC/S GMP 指南
专家（Expert）	具有适当资质和经验、可以向主管部门审核员提供技术建议的个人	EUSTITE 指南
熟悉访问（Familiarisation Visit）	预备审核员为熟悉血站的整体流程、功能和操作而对血站的参观	EuBIS 指南
良好执业（Good Practice）	为使最终的全血或成分血质量满足预定参数并符合指定法规而建立的所有执业要素	指令 2005/62/EC
生产质量管理规范（Good Manufacturing Practice）	为使最终产品或服务质量满足一定的参数并符合国内、国际法规而建立的所有执业要素	PIC/S 血站 GMP（PE 005-3，2007 年 9 月 25 日

附表 3（续）

[**Enclose Table 3**（Continued）]

术语（Term）	定义（Definition）	出处（Source）
审核（Inspection）	根据血站采用的标准来评估其是否符合欧盟指令和其他相关法律、法规，并从中发现问题的正式而客观的管理活动	指令 2002/98/EC
内部审核（Inspection，Self-/Audit）	由机构内训练有素且在管理上独立于有关部门的主管代表进行的审核 注：此术语有几个等效定义。内部审核还经常使用“audit”或“internal-audit”两个术语。	EuBIS
外部审核（监管）[Inspection，External（Regulatory）]	由主管部门或认证机构进行的审核。根据血站采用的标准来评估其是否符合欧洲血液法规和其他相关法律、法规，并从中发现问题的正式而客观的管理活动（该定义对指令 2002/98/EC 和 CoE 指南给出的定义进行了扩展）	EuBIS 指南
审核员培训（Inspectorate Training Programme）	审核员培训涵盖了审核的基本内容，包括审核方法的原则以及特定和连续的培训	EuBIS 指南
不符合项（Non-Compliance）	审核期间发现的缺陷。该术语类似于 EMA 定义的“non-conformance”	GMP
严重不符合项（Critical Non-compliance）	过程或程序文件中直接影响献血者或患者安全的任何不符合事项	GMP
主要不符合项（Major Non-compliance）	过程或程序文件中的重要的不符合事项，但其本身不影响献血者或患者的安全	GMP

附表 3（续）

[Enclose Table 3（Continued）]

术语（Term）	定义（Definition）	出处（Source）
其他不符合项（Other Significant Non-compliance）	体系或过程中的不符合事项，或者没有足够的信息归类为主要或严重不符合项的不符合事项 注：可能有若干其他不符合项的组合，其中没有一个是主要或严重不符合项，但在一起可能表现为一个主要或者严重不符合项。这些情况应解释清楚并报告。	GMP
病原体灭活技术[Pathogen Reduction Technologies（PRT）]	改变病原体表面结构和/或渗透到病原体内部不可逆地阻碍病原体增殖的过程	CoE：EDQM 指南
加工（Processing）	在全血采集和成分血配送之间进行的血液成分制备过程中的步骤	指令 2005/62/EC
确认（Qualification）	作为验证方式的一部分而采取的证明人员、设施、设备或物料能够正常工作，以产生与预期相一致的结果的活动	CoE：EDQM 指南
关键质量属性[Quality Attributes，Critical（CQA）]	物理、化学、生物或微生物的性质或特征，其应在适当的限度、范围或分布范围内，以保证产品达到预期的质量	ICH Q8（R2）附录
质量保证（Quality Assurance）	为了确保血液和血液成分能够达到满足其用途的质量要求而实施的从血液采集到发放的所有活动	指令 2005/62/EC

附表 3（续）

［**Enclose Table 3**（Continued）］

术语（Term）	定义（Definition）	出处（Source）
质量指标［Quality Indicators（QI）］	质量指标一般是用统计指标来反映终产品质量的指标，但一些质量指标也可以反映过程质量	欧洲统计局（ESS）质量术语
质量体系（Quality System）	实施质量管理的组织结构、职责、流程、过程和资源	指令 2005/62/EC
隔离（Quarantine）	在等待接收、配送或拒绝血液成分或入库物料/试剂时，对血液成分或入库物料/试剂所采取的一段或长或短的物理隔离	指令 2005/62/EC
责任人（Responsible Person）	该人员负责： ——确保无论以何种目的进行的每个单位的全血或成分血的采集和检测，以及以输血为目的进行的每个单位的全血或成分血的加工、储存和配送，都要符合成员国的现行法律； ——在任命、授权、认证或许可程序中向主管部门提供信息； ——在血站中执行指定条款的要求	指令 2002/98/EC 第 9 条
风险评估（Risk Assessment）	评估和描述设备、体系或过程功能的关键参数的方法	CoE：EDQM 指南
严重不良事件（Serious Adverse Event）	可能导致患者死亡或危及其生命，致残或使其丧失生活能力，或导致其住院或住院期延长或发病率提高的与全血和成分血的采集、检测、加工、储存和配送相关的任何意外事件	指令 2002/98/EC
严重不良反应（Serious Adverse Reaction）	发生在献血者或患者身上的与全血或成分血的采集或输血相关的，可能导致献血者或患者死亡或危及其生命，致残或使其丧失生活能力，或导致其住院或住院期延长或发病率提高的非预期反应	指令 2002/98/EC

附表 3（续）

[**Enclose Table 3**（Continued）]

术语（Term）	定义（Definition）	出处（Source）
质量控制指标（Specification）	为达到必需的质量标准而必须满足的描述性要求	指令 2005/62/EC
标准（Standard）	用于比较的基本的要求	指令 2005/62/EC
标准操作规程（Standard Operating Procedures）	对影响某个过程质量的重复发生的操作所形成的描述性文件，目的是确保该操作正确重复的完成	欧盟血液 SOP 手册
统计过程控制（Statistical Process Control）	无需对过程中的每一个产品进行测量而只通过对足够量的抽样样品进行系统性分析而建立的产品或过程的质量控制方法	CoE：EDQM 指南
第三方国家（Third Country）	非欧盟成员国的任一国家	欧盟委员会 ec. europa. eu
第三方/分包方［Third Party（Subcontractor）］	任何依据合同或书面协议向采购组织或血站提供服务的组织，包括献血者或血液检测实验室、签约的灭菌公司和输血前储存血液成分的医院	欧洲组织库质量体系（EQSTB），组织库审核指南
可追溯性（Traceability）	每单位的全血或成分血从献血者追踪到其最终端的能力。终端可能是受血者、药品生产商或报废处理，反之亦然	指令 2005/61/EC

附表 3（续）

[**Enclose Table 3**（Continued）]

术语（Term）	定义（Definition）	出处（Source）
自体输血（Transfusion-autologous）	自体输血是指献血者和受血者是同一个人，输入自己预先储存的血液和血液成分	指令 2002/98/EC
验证（Validation）	为确保特定程序或过程的预定要求可以始终如一地得到满足而建立的客观书面依据	指令 2005/62/EC
验证计划（Validation Plan）	验证活动、职责和过程的说明，其具体描述了验证是如何进行的	CoE：EDQM 指南

附录Ⅴ[①]

>>> 项目参与者及合作单位
（Project Participants and Collaborating Institutions）

项目参与者及合作单位见附表4。

附表4　项目参与者及合作单位

（Enclose Table 4　Project Participants and Collaborating Institutions）

国家或地区（Country/Area）	参与单位（Participants）	工作组成员（Working Group Members）	
奥地利	Zentralinstitut für Bluttransfusion und Immunologische Abteilung （*Central Institute for Blood Transfusion and Department of Immunology*） University Clinics Innsbruck Anichstrasse 35 A-6020 INNSBRUCK		Harald Schennach 教授（博士），主任

① 为了查找方便，表中参与单位和工作组成员人名保留外文。

附表 4（续）

[**Enclose Table 4**（Continued）]

国家或地区（Country/Area）	参与单位（Participants）	工作组成员（Working Group Members）	
比利时	Het Belgische Rode Kruis Dienst voor het Bloed，Rode Krius-Vlaanderen Vieurgatsesteenweg 98 1050 BRUSSEL Mailing address：Motstraat 40，2800 MECHELEN	Philippe Vandekerckhove 教授（博士），首席执行官，主任	Jan Ceulemans，质量主管；Matine Baeten，医务主任
保加利亚	НАЦИОНАЛЕН ЦЕНТЪР ПО ХЕМАТОЛОГИЯ И ТРАНСФУЗИОЛОГИЯ *National Center of Hematology and Transfusiology* Plovdivsko Pole Str. 6 1756 SOFIA	Andrey Andreev 教授，医学博士，哲学博士，主任	Svetla Bakalova，医学博士，哲学博士，质量保证部门成员
捷克共和国	Fakultni nemocnici Ostrava （*Faculty Hospital Ostrava*） Krevni centrum（Blood center） 17. Listopadu 1790 CZ 708 52 OSTRAVA	Zuzana Cermáková，首席医学博士，主任，项目咨询委员会成员	Roman Nemec，工程师，质量保证主管
	Vedoucí oddělení klinickych praxí a dohledu nad zpracováním biologickych materiálů Státní ústav pro kontrolu léčiv（SUKL） （*State Institute for Drug Control*） Státní ústav pro kontrolu léčiv-State Šrobárova 48 CZ-10041 Praha 10		Renata Zimová，医学博士

附表 4（续）

[**Enclose Table 4**（Continued）]

国家或地区（Country/Area）	参与单位（Participants）	工作组成员（Working Group Members）	
塞浦路斯	Υπουργείο Υγείας της Κυπριακής Δημοκρατίας-Ιατρικές Υπηρεσίες κσι Υπηρεσίες Δημόσιας Υγείας (*Ministry of Health of the Republic of Cyprus-Medical and Public Health Services*) Medical Services and Public Health Services 10 Marcou Drakou，Pallouriotissa 1449 LEFKOSIA（Nicosia）	Stala Kioupi 博士； Androulla Agrotou 博士，代理主任	Zoe Sideras
德国	*Red Cross Blood Donation Service Baden-Württemberg-Hessen* Institut für Transfusionsmedizin und Immunhämatologie Sandhofstrasse 1 60528 FRANKFURT AM MAIN	Erhard Seifried 教授，医学博士，名誉博士，医务主任和首席执行官，项目负责人和项目咨询委员会成员； Roger Fleck，法兰克福行政和财务主管； Thea Müller-Kuller 博士，项目主管； Petra Skrablin 博士，项目主管	Christian Seidl 教授，医学博士，德国法兰克福红十字会献血服务中心医务副主任，项目协调员，第 1 工作组负责人； Walid Sireis，医学博士，质量管理部门主任，项目主管
	Regierungspräsidium Darmstadt *State Governmental Institution*-Hessia Dezernat VI 65.2-Pharmazie Louisenplatz 2（Kollegiengebäude） DE-64283 DARMSTADT	Wiebke Siegel，项目咨询委员会成员	Helga Marie Huber 博士

附表 4（续）

[**Enclose Table 4**（Continued）]

国家或地区（Country/Area）	参与单位（Participants）	工作组成员（Working Group Members）	
德国	Paul-Ehrlich-Institut eine Einrichtung im Geschäftsbereich des Bundesministeriums für Gesundheit Paul-Ehrlich Straβe 51-59 DE-63225 LANGEN	Rainer Seitz 教授，博士，血液学和输血医学部主任； Magarethe Heiden 博士	
爱沙尼亚	Põhja-Eesti Regionaalhaigla Verekeskus Blood Centre North Estonia Regional Hospital J. Sütiste tee 19 13419 TALLINN	Riin Kullaste 博士，医学博士，主任	Tatjana Plahhova 博士，医学博士，质量主管
	State Agency of Medicines Department of Biologicals 1，Nooruse str，50411Tartu，Estonia		Svetlana Orlova，专家
西班牙	Centro Vasco de Transfusion Av. Zuatzu，4 ES-20018 SAN SEBASTIAN		Jose Manuel Cardenas 博士，技术主任
	DG Salud Pública, Ministerio de Sanidad y Consumo P° del Prado 18-20. ES-MADRID 28047	Elena Moro 博士	

附表 4（续）

[**Enclose Table 4**（Continued）]

国家或地区（Country/Area）	参与单位（Participants）	工作组成员（Working Group Members）	
法国	Etablissement Français du Sang（EFS） 20 avenue du stade de France 93218 LA PLAINE SAINT-DENIS Cedex	Jacques Hardy 教授，博士，主任； Alain Beauplet 博士，国家质量指导	Leslie Sobaga，国际事务部指导，国家质量指导，风险分析审核管理第 4 工作组负责人
	Direction de l'inspection et des Etablissements Agence Nationale de Sécurité du Médicament（ANSM） former：Agence française de sécurité sanitaire des produits de sante（AFSSAPS） Inspectorate and Companies Department 143，147 boulevard Anatole 93285 SAINT-DENIS Cedex France	Chantal Guiol 博士，哲学博士	Fewzi Teskrat 博士，哲学博士，人体产品特别顾问，欧洲和国际事务部审核机构指导
匈牙利	Országos Vèrellàtò Szolgàlat Hungarian National Blood Transfusion Service Karonlina str. 19-21 1113 BUDAPEST	Eszter Miskovits 博士，医学博士，主任	Klára Baróti-Tóth 博士，哲学博士，质量保证-质量控制主任
爱尔兰	Irish Blood Transfusion Service National Blood Centre James's Street IE-DUBLIN 8	William Murphy 博士，国家医务主任	Marie O'Connell 博士，质量主任

附表 4（续）

［**Enclose Table 4**（Continued）］

国家或地区（Country/Area）	参与单位（Participants）	工作组成员（Working Group Members）	
爱尔兰	Irish Medicines Board Blood & Tissue Section Earlsfort Centre Earlsfort Terrace IE–DUBLIN 2I	Patrick Costello 博士，合规部血液和组织部门主管	Grace Cunningham 博士
冰岛	Blóebankinn，Landspítali（The Blood Bank，Landspítali University Hospital），Snorrabraut 60 IS–105 Reykjavík	Sveinn Guemundsson 博士，医学博士，主任和首席执行官	Ína Björg Hjálmarsdóttir，理学研究员，质量主管
意大利	Centro Nazionale Sangue（CNS） （Italian National Blood Centre） Istituto Superiore di Sanità National Institute of Health Via Giano della Bella，27 00162 Rome	Giancarlo Liumbruno 教授，博士，国家血液中心主任；Giuliano Grazzini 教授，博士	Simonetta Pupella 博士
卢森堡	11 rue Batty Weber L–7259 Bereldange Luxembourg	Frances Delaney，项目顾问，项目咨询委员会成员	

附表 4（续）

[**Enclose Table 4**（Continued）]

国家或地区（Country/Area）	参与单位（Participants）	工作组成员（Working Group Members）	
马耳他	Centru Nazzjonali ta't-Trafuzjoni tad-Demm *National Blood Transfusion Service* St. Luke's Square MSD 07 G'MANGIA		Alex Aquilina 博士，主任
	Government of Malta Directorate of Health Care Services Standards Palazzo Castellania 15 Merchants' Str. VALETTA VLT 2000	Richard Zammit 博士	Miriam C. Vella 博士
荷兰	Stiching Sanquin Bloedvoorziening Sanquin Blood Supply Foundation Plesmanlaan 125 1066 CX AMSTERDAM	Jeroen de Wit 博士，首席执行官，项目咨询委员会成员，欧洲血液联盟主席，CD-P-IS（CoE）输血组前主席	Jan Peter Jansen van Galen 博士， Sanquin 公司北区部门主任，第 2 工作组负责人； Boudewijn Hinloopen，教育学学士，理学学士， Sanquin 公司东北区生产部主管
波兰	Instytut Hematologii i Transfuzjologii （Institute of Haematology and Transfusion Medicine） I. Gandhi St. 14 02-776 Warszawa	Krzysztof Warzocha 教授，博士，主任； Magdalena Letowska，医学博士，哲学博士，副主任	Elzbieta Lachert，哲学博士，理学硕士； Jolanta Antoiewicz-Papis，哲学博士，理学硕士

附表 4（续）

［**Enclose Table 4**（Continued）］

国家或地区（Country/Area）	参与单位（Participants）	工作组成员（Working Group Members）	
罗马尼亚	Universitatea de Medicina si Farmacie “Victor Babes” Timisoara Physiology and Immunology Uta loan Colonel Martir No. 2 300041 TIMISOARA	Virgil Paunescu 教授，博士，主任	Carmen Tatu 博士，哲学博士，输血中心成员
	Ministerul Sanatatii Publice （*Ministry of Public Health*） 1-3 Cristian Popisteanu Street 010024 BUCHAREST		Antoaneta Dragoescu 博士；Gabriela Uifalean 博士
	Transfusion Department，Universitary Emergency Hospital Bucharest，Bucharest		Corina Posea 博士，医学博士，卫生部医务专家
斯洛文尼亚	Zavod Republike Slovenije za transfuzijsko medicino （*Blood Transfusion Centre of Slovenia*） Slajmerjeva 6 SI-1000 LJUBLJANA	Dragoslav Domanovic 博士，主任	Irena Razborsek 博士，医学博士
	Javna agencija RS za zdravila in medicinske pripomočke （*Agency for medicinal products and medical devices*） Ptujska ulica 21 SI-1000 LJUBLJANA		Andrijana Tivadar 博士，药学博士，药品监督员

附表 4（续）

[**Enclose Table 4**（Continued）]

国家或地区（Country/Area）	参与单位（Participants）	工作组成员（Working Group Members）	
英格兰	The National Blood Authority-Blood and Transplant（NHS-BT） （England and North Wales） Oak House Reeds Crescent WD24 4QN WATFORD，HERTS	Lorna Williams 博士，国家血液与移植服务中心医务主管； Alan Slopecki 博士，质量保证负责人； Steve Morgan，国家血液移植与服务中心国际部成员	Mark Nightingale，质量专员，南安普顿设备处； 第 3 工作组负责人； Sarah Raymond，质量专员
苏格兰	The Martin Gorham Douglas Gorham Partnership Consulting Brigton Douglastown，Forfar SCOTLAND，DD8 1TP	Angus Macmillan Douglas，官佐勋章，项目顾问，项目咨询委员会成员	

附录Ⅵ[①]

>>> 相关或观察机构和参与者
(Associated or Observing Institutions and Participants)

相关或观察机构和参与者见附表 5。

附表 5　相关或观察机构和参与者

(Enclose Table 5　Associated or Observing Institutions and Participants)

国家 (Country)	合作伙伴 (Collaborating Partners)	合作成员 (Collaborating Members)
奥地利	Universitätsklinik für Blutgruppenserologie und Transfusionsmedizin Auenbruggerplatz 3 8036 Graz	Gerhard Lanzer 教授，博士

① 为了查找方便，表中合作伙伴和合作成员人名保留外文。

附表 5（续）

［**Enclose Table 5**（Continued）］

国家 （Country）	合作伙伴 （Collaborating Partners）	合作成员 （Collaborating Members）
奥地利	Abteilung III/A/2-strategische Angelegenheiten der Bereiche Blut，Gewebe und Arzneimittelinspektion Bundesministerium für Gesundheit 1031 Wien	Johann Kurz 博士
比利时	Federaal Agentschap voor Geneesmiddelen en Gezondheidsproducten Eurostation-Bloc 2 Place Victor Horta 40 bte 40 Brussels	Walter Bontez
保加利亚	Bulgarian Drug Agency，Sofia 26，Yanko Sakazov Blvd. 1504 Sofia	Lyubina Gaydarova
丹麦	Danish Medicines Agency Axel Heides Gade 1 DK-2300 København	Christina Palvad，药学理学硕士
北马其顿	Institute Of Transfusion Medicine Vodnjanska 17，Skopje Republic of Macedonia	Risto Dukovski 博士 Olga Todorovsca 博士

附表 5（续）

[**Enclose Table 5**（Continued）]

国家 （Country）	合作伙伴 （Collaborating Partners）	合作成员 （Collaborating Members）
拉脱维亚	Health statistics and medical Technologies State Agency Duntes 12/22，Riga，LV-1005	Anita Daugavvanaga， 生物医学，卫生统计和医疗技术系统负责人
葡萄牙	Autoridade para os Serviços de Sangue e da Trans-plantação Ministério da Saúde，Av. João Crisostomo，9 1000 Lisboa	Alice Lopes Cordeiro
瑞典	The National Board of Health and Welfare（Socialstyrelsen） Socialstyrelsen 106 30 Stockholm	Monica Axelsson ，Torsten Mossberg
斯洛伐克	State Institute for Drug Control（SIDC） Kvetná 11 825 08 Btaislava 26	Renáta Ovádeková，哲学博士
英国	Medicines and Healthcare products Regulatory Agency（MHRA） 18-105 Market Towers 1 Nine Elms Lane London SW8 5NQ	Ian Rees
列支敦士登	Amt für Gesundheit（Health Ministry） Amt für Gesundheit Äulestrasse 512， 9490 Vaduz	Brigitte Batliner
瑞士	Swissmedic，Swiss Agency for Therapeutic Products Hallerstr. 7 CH-3000 Bern 9	Dorit Schmidkunz-Eggler